LE GUIDE COMPLET

DE LA CUISINE

HYPOPROTÉINÉE

100 recettes faciles et

délicieuses à faible teneur

en protéines

LIONE COMBE

INTRODUCTION

Les protéines sont l'un des éléments constitutifs de votre corps. Votre corps a besoin de protéines pour grandir, guérir et rester en bonne santé. Avoir trop peu de protéines peut affaiblir votre peau, vos cheveux et vos ongles. Mais avoir trop de protéines peut aussi être un problème. Pour rester en bonne santé et vous aider à vous sentir mieux, vous devrez peut-être ajuster la quantité de protéines que vous mangez.

Qu'est-ce qu'un régime pauvre en protéines ?

Un régime pauvre en protéines est un régime dans lequel les gens diminuent leur apport en protéines. Un régime pauvre en protéines est utilisé comme thérapie pour les troubles métaboliques héréditaires. Une faible consommation de protéines semble réduire le risque de fracture osseuse, probablement en raison de modifications de l'homéostasie du calcium.

Puisque le corps ne peut pas stocker les acides aminés en excès, ils doivent être modifiés par l'élimination du groupe amine. Comme cela se produit dans le foie et les reins, il peut être conseillé à certaines personnes dont le foie ou les reins sont endommagés de manger moins de protéines. En raison de la teneur en soufre des acides aminés méthionine et cystéine, un excès de ces acides aminés conduit à la production d'acide par les ions sulfate. Ces ions sulfate peuvent être neutralisés par les ions calcium des os, ce qui peut entraîner une perte urinaire nette de calcium. Cela pourrait entraîner une réduction de la densité minérale osseuse au fil du temps. Les personnes souffrant de phénylcétonurie n'ont pas l'enzyme nécessaire pour convertir la phénylalanine en tyrosine, donc de faibles niveaux de cet acide aminé doivent être fournis dans l'alimentation.

La quantité de protéines que vous devriez avoir dépend de votre taille, de votre niveau d'activité et de vos problèmes de santé. Certains médecins recommandent aux personnes atteintes de maladie rénale de limiter les protéines ou de changer leur source de protéines. En effet, une alimentation très riche en protéines peut faire travailler les reins plus fort et peut causer plus de dommages. Demandez à votre médecin ou à votre diététiste quelle quantité de protéines vous devriez avoir et quelles sont les meilleures sources de protéines pour vous.

PETIT-DÉJEUNER

1. Tacos de petit-déjeuner

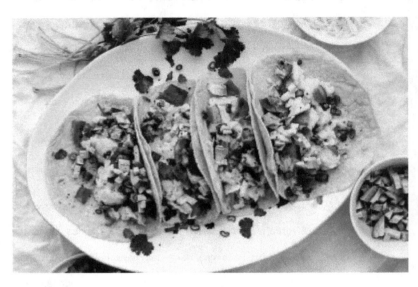

- 1 cuillère à café de cumin moulu
- 1 boîte (15 onces) de haricots roses sans sel ajouté
- 4 oignons verts, tranchés
- 1 petit poivron rouge, coupé en fines lanières
- $\frac{1}{2}$ tasse de bouillon de poulet à teneur réduite en sodium
- 2 gousses d'ail, hachées
- 4 œufs
- 4 cuillères à soupe de yaourt sans gras
- 4 cuillères à soupe de salsa
- 8 (6") tortillas de maïs, grillées

a)   Chauffer une poêle antiadhésive de 10" à feu moyen-élevé. Ajouter le cumin et cuire, en remuant de temps en temps, pendant environ 30 secondes, ou jusqu'à ce qu'il soit parfumé. Ajouter les haricots, les oignons verts, le poivron, le bouillon et l'ail. Porter à ébullition, puis baisser le feu pour que le mélange mijote. Cuire 8 minutes.

b)   Utilisez le dos de la cuillère pour faire quatre empreintes dans les haricots. casser chaque œuf dans une coupe à crème pâtissière et verser dans chaque empreinte. Couvrir et cuire environ 8 minutes.

c)   Déposer chaque portion du mélange de haricots garnis d'œufs dans une assiette. Parsemer les olives sur et autour des haricots. Garnir chaque portion avec 1 cuillère à soupe de yogourt et 1 cuillère à soupe de salsa.

2. Hachis au barbecue

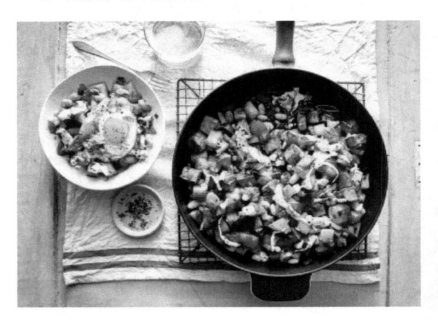

- 3 patates douces, pelées et hachées
- 1 paquet (8 onces) de tempeh, haché
- 1 oignon, haché finement
- 1 poivron rouge, haché finement
- 1 cuillère à soupe de sauce barbecue du commerce
- 1 cuillère à café d'assaisonnement cajun
- ¼ tasse de persil frais haché
- 4 œufs Sauce piquante (facultatif)

a) Chauffer 3 cuillères à soupe d'huile dans une grande poêle antiadhésive à feu moyen-élevé. Ajouter les patates douces et le tempeh et cuire, en remuant de temps en temps, pendant 5 minutes, ou jusqu'à ce que le mélange commence à dorer. Réduire le feu à moyen.

b) Ajouter l'oignon et le poivron et cuire encore 12 minutes en remuant plus souvent à la fin de la cuisson, jusqu'à ce que le tempeh soit doré et que les pommes de terre soient tendres.

c) Ajouter la sauce barbecue, l'assaisonnement cajun et le persil. Mélanger pour combiner, puis répartir dans 4 assiettes de service.

d) Essuyez la poêle avec une serviette en papier. Réduire le feu à moyen-doux et ajouter l'huile restante 1 cuillère à soupe. Casser les œufs dans la poêle et cuire jusqu'à la cuisson désirée.

e) Glissez un œuf sur chaque portion de hachis et servez aussitôt. Passer la sauce aux piments forts, si désiré, à table.

3. Frittata aux olives et aux herbes

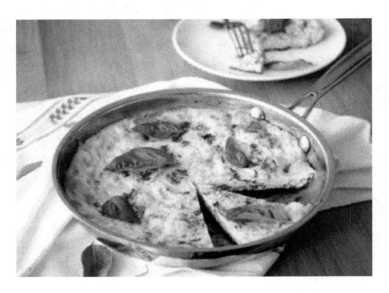

- 1 cuillère à café d'huile d'olive, de préférence extra-vierge
- 3/4 tasse de poivron rouge haché
- 3/4 tasse de poivron vert haché
- 3/4 tasse (3 onces) de fromage Monterey Jack râpé à faible teneur en gras
- 2 cuillères à soupe de basilic frais haché
- 5 œufs + 2 blancs d'œufs légèrement battus
- $\frac{1}{4}$ cuillère à café de sel Poivre noir moulu

a) Préchauffer le four à 375 °F. Enduire une poêle de 9 po allant au four d'un vaporisateur d'huile végétale. Placer à feu moyen-élevé. Ajouter l'huile. Chauffer pendant 30 secondes. Ajouter les poivrons. Cuire, en remuant de temps en temps, pendant environ 5 minutes, ou jusqu'à ce qu'il soit juste tendre. Saupoudrer le fromage et le basilic dans la poêle. Ajouter les œufs, les blancs d'œufs, les olives, le sel et le poivre.

b) Cuire au four environ 30 minutes, ou jusqu'à ce que les œufs soient cuits. Laisser reposer légèrement refroidir. Couper en quartiers.

4. Asperge Frittata

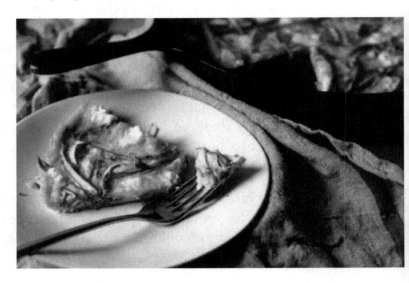

- ½ livre d'asperges, coupées en morceaux de 1"
- ¼ d'oignon, haché finement
- 4 œufs
- 2 blancs d'oeufs
- 2 cuillères à soupe d'eau froide
- 2 cuillères à café de zeste d'orange fraîchement râpé
- ¼ cuillère à café de sel Poivre noir fraîchement moulu

a) Préchauffer le four à 350 °F. Chauffer une poêle antiadhésive allant au four de 10" à feu moyen pendant 1 minute. Ajouter l'huile et chauffer pendant 30 secondes. Ajouter les asperges et l'oignon. Cuire, en remuant, environ 2 minutes, ou jusqu'à ce que les asperges soient vert vif.

b) Pendant ce temps, fouettez les œufs, les blancs d'œufs, l'eau, le zeste d'orange et le sel. Verser dans la poêle et cuire pendant 2 minutes, ou jusqu'à ce que le fond commence à prendre. Utilisez une spatule en silicone pour soulever les bords fixés et laisser couler le mélange non cuit en dessous. Bien assaisonner avec le poivre.

c) Transférer au four et cuire 6 minutes. Utilisez la spatule pour soulever le bord du mélange d'œufs et inclinez la casserole pour permettre aux œufs non cuits et à l'huile de couler en dessous. Cuire au four environ 6 minutes de plus, ou jusqu'à ce qu'ils soient gonflés et dorés.

5. Toast Fraise-Amande

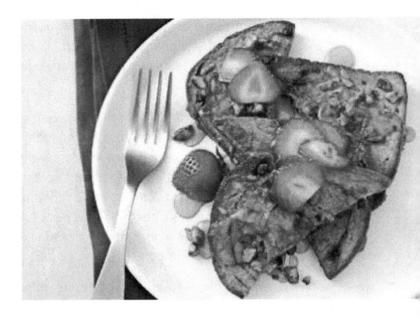

- 1 oeuf
- ¼ tasse de lait écrémé
- ¼ cuillère à café de cannelle moulue
- 1 tranche de pain de grains entiers
- 1 cuillère à café de margarine sans trans
- ½ tasse de fraises tranchées

a) Battre l'œuf dans un bol peu profond avec le lait et la cannelle. Tremper les deux côtés du pain dans le mélange d'œufs.

b) Faire fondre la margarine dans une poêle antiadhésive à feu moyen. Cuire le pain environ 2 à 3 minutes de chaque côté ou jusqu'à ce qu'il soit doré. Couper en deux en diagonale. Placer la moitié sur une assiette. Garnir de la moitié des fraises et des amandes.

c) Couvrir avec l'autre moitié de pain grillé et le reste des fraises et des amandes.

6. Crêpes aux pépites de chocolat

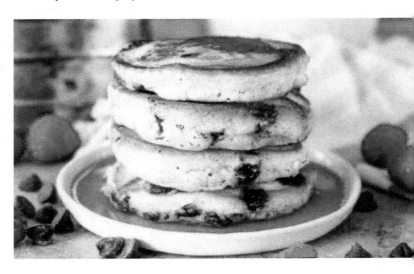

- 2/3 tasse de farine de blé entier
- 2/3 tasse de farine tout usage non blanchie
- 1/3 tasse de semoule de maïs
- 1 cuillère à soupe de levure chimique
- $\frac{1}{2}$ cuillère à café de bicarbonate de soude
- 2 tasses de yogourt à la vanille sans gras
- 3/4 tasse de substitut d'œuf sans gras
- 2 cuillères à soupe d'huile de canola
- 3/4 tasse de garniture fouettée non laitière

a) Mélanger les farines, la semoule de maïs, la poudre à pâte et le bicarbonate de soude dans un grand bol. Incorporer le yogourt, le substitut d'œuf, les pépites de chocolat et l'huile.

b) Vaporiser une grande poêle antiadhésive d'un enduit à cuisson et chauffer à feu moyen.

c) Pour chaque crêpe, verser 2 cuillères à soupe de pâte dans la poêle. Cuire les crêpes pendant 2 minutes ou jusqu'à ce que des bulles apparaissent à la surface et que les bords prennent. Retourner et cuire jusqu'à ce qu'ils soient légèrement dorés, environ 2 minutes de plus. Répétez avec le reste de pâte.

d) Garnir chaque crêpe avec 1 cuillère à café de garniture fouettée.

7. Gaufres au chocolat et aux noix

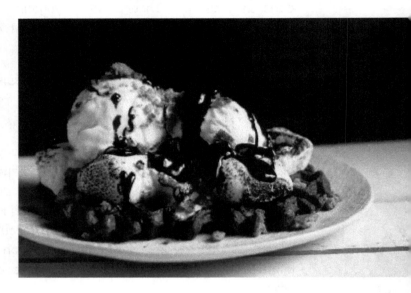

- $1\frac{1}{2}$ tasse de farine à pâtisserie de grains entiers
- $\frac{1}{2}$ tasse de cacao en poudre non sucré
- 2 cuillères à café de levure
- $\frac{1}{4}$ cuillère à café de bicarbonate de soude
- 1 tasse de lait 1%
- $\frac{1}{2}$ tasse de cassonade tassée
- 2 cuillères à café de poudre d'espresso
- 3 cuillères à soupe d'huile d'olive légère
- 3 blancs d'oeufs
- 1/8 cuillère à café de sel
- 3 cuillères à soupe de sirop d'érable

a) Mélanger la farine, la poudre de cacao, la poudre à pâte et le bicarbonate de soude dans un grand bol jusqu'à homogénéité. Faire un puits au centre du mélange de farine et ajouter le lait, le sucre, la poudre d'espresso et l'huile. Fouetter les ingrédients ensemble jusqu'à homogénéité.

b) Préchauffer un gaufrier pendant 4 minutes, ou selon les instructions du fabricant. Incorporer les blancs à la pâte au chocolat en 3 ajouts, en pliant juste jusqu'à ce que le mélange soit combiné.

c) Enduire les grilles à gaufres chauffées d'un enduit à cuisson juste avant de les utiliser. Ajouter suffisamment de pâte pour couvrir presque les grilles à gaufres (2/3 tasse) et cuire pendant 3 à 4 minutes.

8. Crêpes sucrées faibles en protéines

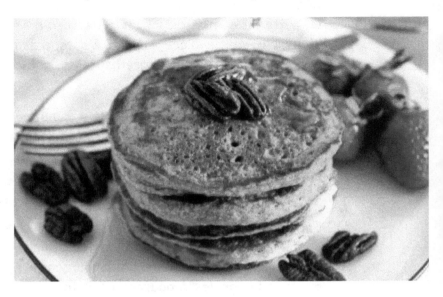

INGRÉDIENTS

- 1 patate douce

- 2 cuillères à café d'huile

- cc de sel

- cc de poivre

- $\frac{1}{2}$ cuillère à café d'herbes mélangées

a) Préchauffer le four à 200°C/ventilateur 180°C/essence marque 6.

b) Couper la patate douce en quartiers.

c) Dans un bol, mélanger les quartiers avec le reste des ingrédients.

d) Cuire au four sur une plaque à pâtisserie pendant 15 à 20 minutes ou jusqu'à ce qu'ils soient dorés.

9. Toasts banane et chocolat

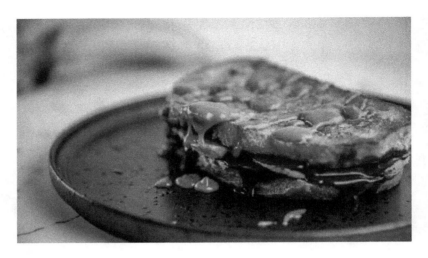

INGRÉDIENTS

- 1 banane, en purée

- ½ barre Vitabite de 25 g, tranchée

- 2 x tranches de pain à faible teneur en protéines, coupées à 1 cm d'épaisseur

a) Préchauffez votre grille-pain ou votre presse-panini selon le fabricant'instructions de s.

b) Ajouter la banane au pain et garnir de Vitabite.

c) Ajouter la deuxième tranche de pain sur le dessus et placer dans la machine à toasts ou le presse-panini.

d) Faire griller pendant 2 minutes ou jusqu'à ce qu'ils soient dorés.

10. Toasts au fromage et au pesto

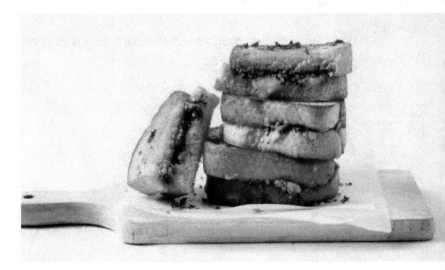

INGRÉDIENTS

- 50g Violife original, râpé

- 1 cuillère à soupe de pesto faible en protéines

- 2 x tranches de pain à faible teneur en protéines, coupées à 1 cm d'épaisseur

a) Préchauffez votre grille-pain ou votre presse-panini selon le fabricant'instructions de s.

b) Ajouter le Violife à 1 tranche de pain et garnir de pesto.

c) Ajouter la deuxième tranche de pain sur le dessus et placer dans la machine à toasts ou le presse-panini.

d) Griller pendant 2 minutes ou jusqu'à ce qu'ils soient dorés

11. Riz au safran aux pistaches

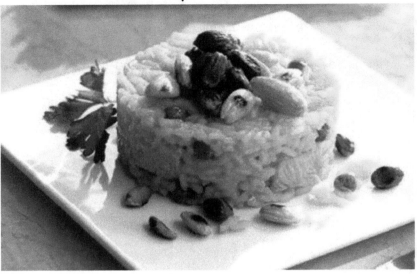

- $\frac{1}{2}$ cuillère à café de fils de safran
- 1 cuillère à soupe + $2\frac{1}{4}$ tasses d'eau
- 1 cuillère à café d'huile d'olive
- $\frac{1}{2}$ cuillère à café de sel
- $1\frac{1}{2}$ tasse de riz brun instantané

a) Faire tremper le safran dans 1 cuillère à soupe d'eau dans un petit bol pendant 20 minutes. Utilisez le dos d'une cuillère pour écraser les fils.

b) Faire griller les pistaches dans une grande poêle antiadhésive à feu moyen, en remuant souvent, pendant 3 à 4 minutes, ou jusqu'à ce qu'elles soient légèrement dorées et parfumées. Verser sur une assiette et laisser refroidir.

c) Porter l'huile, le sel et les 2 ¼ tasses d'eau restantes à ébullition à feu moyen-élevé. Baisser le feu à doux, ajouter le riz et le mélange de safran et cuire à couvert pendant 5 minutes. Éteindre le feu et laisser reposer le riz pendant 5 minutes.

d) A l'aide d'une fourchette, remuez le riz et incorporez les pistaches.

12. Carottes rôties au balsamique

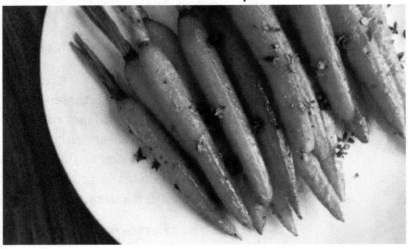

- 8 carottes moyennes, coupées en quatre sur la longueur
- 1 cuillère à soupe de vinaigre balsamique
- $\frac{1}{2}$ cuillère à café de sel
- $\frac{1}{4}$ cuillère à café de poivre noir fraîchement moulu

a) Préchauffer le four à 450 °F.

b) Mélanger les carottes, 1 cuillère à soupe d'huile, le vinaigre, le sel et le poivre dans une rôtissoire.

c) Mélanger pour enrober. Rôtir pendant 20 à 25 minutes, en remuant de temps en temps, jusqu'à ce qu'ils soient légèrement caramélisés et tendres mais encore fermes.

d) Arrosez avec la cuillère à soupe d'huile restante.

13. Pommes de terre rôties

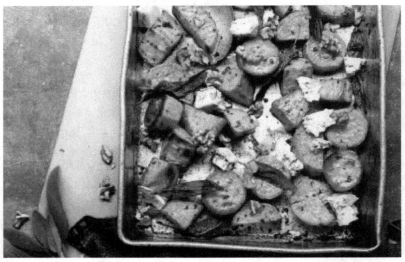

- 1 livre de pommes de terre grelots à peau mince, coupées en deux
- 1½ cuillères à café d'huile d'olive
- ¼ cuillère à café de poivre noir fraîchement moulu
- 1/8 cuillère à café de sel
- 2 onces de fromage bleu émietté
- 2 oignons verts, tranchés finement

a) Préchauffer le four à 425 °F. Enduire un plat allant au four de 9 "x 9" d'enduit à cuisson ou tapisser de papier parchemin. Placer les pommes de terre dans le plat préparé et mélanger avec l'huile, le poivre et le sel. Retourner le côté coupé vers le bas dans la poêle. Rôtir pendant 30 à 35 minutes, ou jusqu'à ce qu'ils soient très tendres et légèrement dorés sur le dessous.

b) Pendant ce temps, mettez les noix dans un petit plat allant au four ou une poêle allant au four et placez-les au four pour les faire griller pendant 6 à 8 minutes. Verser dans un bol et laisser refroidir. Ajouter le fromage bleu et les oignons verts et émietter avec les doigts.

c) Lorsque les pommes de terre sont cuites, les retourner et les saupoudrer uniformément du mélange de noix. Cuire au four encore 5 minutes ou jusqu'à ce que le fromage soit fondu.

14. Casserole de courge au fromage

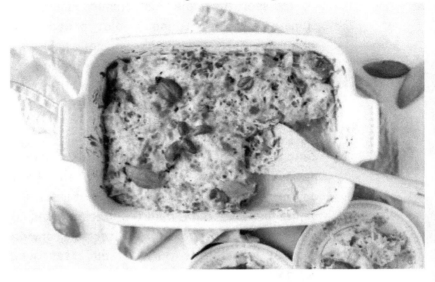

- 1 courge spaghetti, coupée en deux et épépinée
- 2 cuillères à soupe d'huile d'olive
- 1 petit oignon, haché
- 2 gousses d'ail, hachées
- 1 cuillère à soupe de basilic frais haché ou 1 cuillère à café séchée
- 2 tomates italiennes, hachées
- 1 tasse de fromage cottage 1%
- $\frac{1}{2}$ tasse de fromage mozzarella faible en gras râpé
- $\frac{1}{4}$ tasse de persil frais haché
- $\frac{1}{4}$ cuillère à café de sel

- tasse râpé
- parmesan
- 3 cuillères à soupe de chapelure de blé entier

a) Placer la courge, côté coupé vers le bas, sur la plaque à pâtisserie préparée. Cuire au four pendant 30 minutes, ou jusqu'à tendreté. Avec une fourchette, gratter les brins de courge dans un grand bol.

b) Pendant ce temps, chauffer l'huile dans une poêle moyenne à feu moyen. Ajouter l'oignon, l'ail et le basilic et cuire 4 minutes. Ajouter les tomates et cuire 3 minutes.

c) Ajouter le fromage cottage, la mozzarella, le persil, le sel et le mélange de tomates dans le bol avec la courge. Mélanger pour enrober. Placer dans le plat de cuisson préparé. Répartir les pignons de pin, le parmesan et la chapelure sur le dessus.

d) Cuire au four pendant 30 minutes, ou jusqu'à ce qu'il soit chaud et bouillonnant.

15. Chips et Guacamole

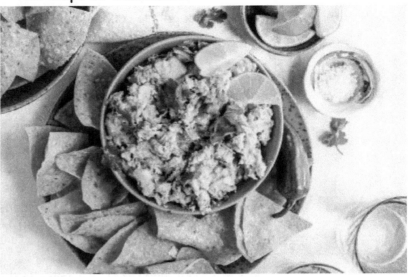

- 1 grosse tomate, hachée
- ¼ d'oignon blanc, coupé en dés
- ¼ tasse de coriandre fraîche hachée
- ¼ tasse de jus de citron vert fraîchement pressé
- 1 piment jalapeño frais, émincé
- ¼ cuillère à café de sel
- ½ cuillère à café de sauce piquante verte ou rouge, comme le Tabasco
- 8 tortillas de blé entier (8" de diamètre) Huile végétale en spray Poudre de chili

a) Placer l'avocat, la tomate, l'oignon, la coriandre, le jus de lime, le poivre, le sel et la sauce piquante (le cas échéant) dans un bol moyen. Remuer jusqu'à ce que combiné.

b) Préchauffer le four à 350 °F. Étaler les tortillas sur un plan de travail. Enduire légèrement d'huile végétale en spray. Saupoudrer légèrement de poudre de chili. Retourner les tortillas et répéter avec le spray et la poudre de chili.

c) Placer les tortillas en pile. Avec un couteau dentelé, couper la pile en 8 quartiers égaux. Étalez les triangles sur une ou plusieurs plaques à pâtisserie afin qu'ils ne se touchent pas. Cuire au four environ 10 minutes, ou jusqu'à ce qu'ils soient croustillants et commencent à gonfler.

16. Mélange de collations épicées

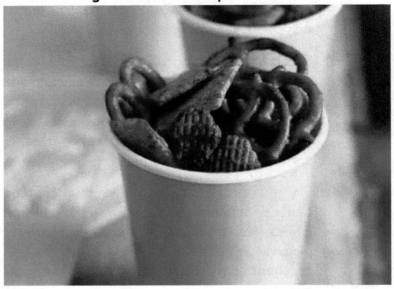

- ½ tasse d'huile de canola
- 1 cuillère à soupe de poudre de chili
- 1 cuillère à café de cumin moulu
- 1 cuillère à café d'origan séché
- ½ cuillère à café de sel
- ¼ cuillère à café de piment rouge moulu
- 3 tasses de céréales carrées multigrains
- 2 tasses de céréales d'avoine ou multigrains
- 2 tasses de bâtonnets de bretzel multigrains

a) Mélanger l'huile, la poudre de chili, le cumin, l'origan, le sel et le poivre dans une petite tasse à mesurer.

b) Mélanger les carrés de céréales, les graines de tournesol, les céréales d'avoine et les bretzels dans une mijoteuse de $3\frac{1}{2}$ à 5 pintes. Arroser avec le mélange d'huile, en remuant pour bien enrober. Couvrir et cuire à feu doux pendant 2 à 3 heures en remuant deux fois pendant la cuisson. Assurez-vous de vérifier le mélange après 2 heures, car les temps de mijoteuse peuvent varier.

c) Retirez le couvercle pendant la dernière demi-heure de cuisson pour permettre au mélange de sécher.

17. Barres granola et cerises séchées

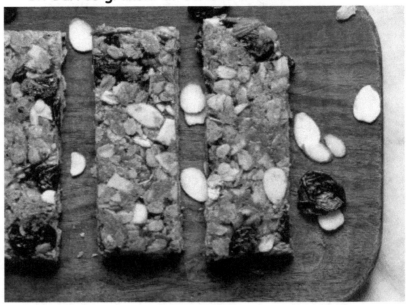

- 1½ tasse de flocons d'avoine secs
- 1 cuillère à soupe de farine tout usage
- 2/3 tasse de cerises séchées non sucrées hachées
- 2 oeufs
- 1 tasse de cassonade claire tassée
- 1 cuillère à soupe d'huile de canola
- 1 cuillère à café de cannelle moulue
- ¼ cuillère à café de sel
- 1 cuillère à café d'extrait de vanille

a) Placer 1 tasse de noix de cajou et ½ tasse d'avoine sur une grande plaque à pâtisserie avec des côtés. Cuire au four pendant 10 minutes, ou jusqu'à ce qu'ils soient grillés, en remuant une fois. Mettre de côté.

b) Placez la farine et 1 tasse d'avoine restante et ½ tasse de noix de cajou dans un robot culinaire muni d'une lame en métal. Processus jusqu'à consistance lisse. Transférer dans un bol moyen et mélanger avec les cerises et les noix de cajou et l'avoine réservées.

c) Fouetter ensemble les œufs, la cassonade, l'huile, la cannelle, le sel et la vanille dans un grand bol. Incorporer le mélange d'avoine et de noix de cajou jusqu'à ce que le tout soit bien mélangé. Étendre dans le moule préparé.

d) Cuire au four pendant 30 minutes, ou jusqu'à ce qu'ils soient dorés.

18. Muffins aux fruits et noix

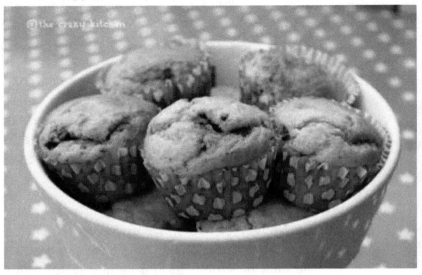

- 1 3/4 tasses de farine à pâtisserie de grains entiers
- $1\frac{1}{2}$ cuillères à café de levure chimique
- $1\frac{1}{2}$ cuillères à café de cannelle moulue
- $\frac{1}{2}$ cuillère à café de bicarbonate de soude
- $\frac{1}{4}$ cuillère à café de sel
- 1 tasse de yogourt à la vanille sans gras
- $\frac{1}{2}$ tasse de cassonade
- 1 oeuf
- 2 cuillères à soupe d'huile de canola
- 1 cuillère à café d'extrait de vanille
- $\frac{1}{2}$ tasse d'ananas écrasé dans le jus, égoutté
- 1/3 tasse de groseilles ou de raisins secs

- ¼ tasse de carottes râpées

a) Préchauffer le four à 400°F.

b) Mélanger la farine, la poudre à pâte, la cannelle, le bicarbonate de soude et le sel dans un grand bol. Mélanger le yogourt, la cassonade, l'œuf, l'huile et la vanille dans un bol moyen. Incorporer le mélange de yogourt dans le mélange de farine jusqu'à homogénéité. (Les grumeaux sont acceptables.) Incorporez les noix de pécan, l'ananas, les groseilles ou les raisins secs et les carottes.

c) Répartir la pâte uniformément dans 12 moules à muffins enduits d'un enduit à cuisson.

d) Cuire au four 20 minutes ou jusqu'à ce qu'un cure-dent inséré au centre d'un muffin en ressorte propre.

19. Boulettes de porc et amandes

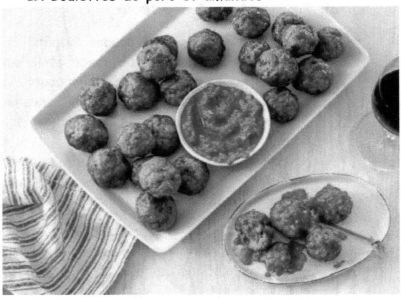

- 1 livre de filet de porc, paré et coupé en petits morceaux
- 1½ cuillères à café de sauge séchée émiettée
- 2 gousses d'ail, hachées
- 2 cuillères à café de vinaigre de vin rouge
- ¼ cuillère à café de sel
- ¼ cuillère à café de poivre noir fraîchement moulu Huile d'olive dans un spritzer

a) Préchauffer le four à 375 °F. Vaporiser un grand plat allant au four d'un enduit à cuisson. Mettre de côté.

b) Mixez les amandes dans le bol d'un robot culinaire muni d'une lame en métal jusqu'à ce qu'elles soient hachées grossièrement. Ajouter le porc, la sauge, l'ail, le vinaigre, le sel et le poivre. Pulser jusqu'à ce que le sol soit uniformément broyé.

c) Divisez le mélange en 12 portions égales et roulez en boulettes de viande. Disposer sur le plat préparé. Vaporisez légèrement d'huile.

d) Cuire au four environ 25 minutes, ou jusqu'à ce qu'il soit bien cuit.

DESSERTS

20. Snack-bars à la citrouille double

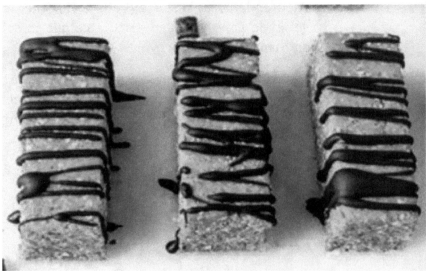

- 1 tasse de citrouille solide en conserve
- 1 tasse de carottes râpées
- ½ tasse) de sucre
- 1/3 tasse de canneberges séchées ou de raisins secs
- ¼ tasse d'huile de canola
- 2 gros oeufs
- 1 tasse de farine à pâtisserie à grains entiers
- 1 cuillère à café de levure chimique
- 1 cuillère à café de cannelle moulue
- ½ cuillère à café de bicarbonate de soude

- $\frac{1}{4}$ cuillère à café de sel

a) Mesurer 1 tasse de graines de citrouille dans un mélangeur ou un robot culinaire et mélanger jusqu'à ce qu'elles soient finement moulues. Mettre de côté. Hacher grossièrement les graines restantes et réserver.

b) Mélanger la citrouille, la carotte, le sucre, les canneberges ou les raisins secs, l'huile et les œufs dans un grand bol et remuer jusqu'à homogénéité. Ajouter la farine, les graines de citrouille moulues, la poudre à pâte, la cannelle, le bicarbonate de soude et le sel. Mélanger jusqu'à homogénéité.

c) Versez la pâte dans le moule préparé et étalez uniformément. Saupoudrer des graines de citrouille hachées réservées. Cuire au four pendant 22 à 25 minutes, ou jusqu'à ce que le dessus reprenne sa forme lorsque vous appuyez légèrement. Laisser refroidir complètement dans le moule sur une grille avant de couper en 12 barres.

21. Gâteau aux pommes de la récolte

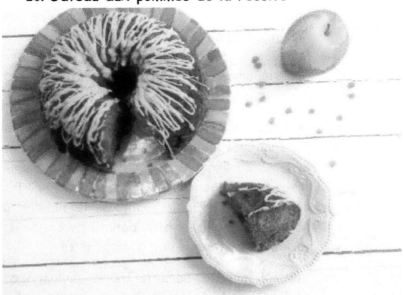

- 2 pommes Granny Smith, pelées, épépinées
- 3/4 tasse de cassonade tassée
- 1½ tasse de farine à pâtisserie de grains entiers
- 1 cuillère à café de bicarbonate de soude
- 1 cuillère à café de cannelle moulue
- 1 cuillère à café de gingembre moulu
- ½ cuillère à café de muscade moulue
- ½ cuillère à café de sel
- 1/3 tasse de babeurre faible en gras
- 1/3 tasse d'huile de canola
- 1 œuf large

- 1 cuillère à café d'extrait de vanille
- ½ tasse de raisins secs

a) Mélanger les pommes et la cassonade dans un grand bol.

b) Mélanger la farine, le bicarbonate de soude, la cannelle, le gingembre, la muscade et le sel dans un bol séparé.

c) Mélanger le babeurre, l'huile, l'œuf et la vanille dans un petit bol jusqu'à homogénéité. Verser le mélange de babeurre sur le mélange de pommes et ajouter les pacanes et les raisins secs. Remuer jusqu'à ce que combiné. Ajouter le mélange de farine et remuer jusqu'à ce que la pâte soit homogène. Verser dans le moule préparé et étendre uniformément. Enfournez 35 à 40 minutes.

d) Refroidir dans le moule sur une grille. Servez chaud ou à température ambiante.

22. Snack Cake au chocolat et aux courgettes

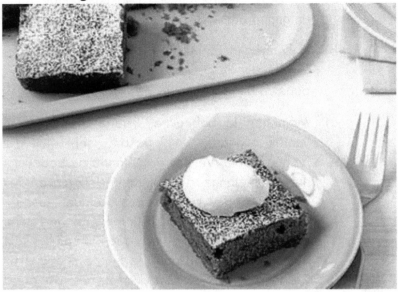

- 1 3/4 tasses de farine à pâtisserie de blé entier
- 1½ cuillères à café de levure chimique
- ½ cuillère à café de bicarbonate de soude
- ¼ cuillère à café de sel
- 2 oeufs
- ½ tasse) de sucre
- ½ tasse de yogourt à la vanille faible en gras
- 1/3 tasse d'huile de canola
- 1 cuillère à café d'extrait de vanille
- 1½ tasses de courgettes râpées

a) Mélanger la farine, la poudre à pâte, le bicarbonate de soude et le sel dans un grand bol.

b) Fouetter les œufs, le sucre, le yogourt, l'huile et la vanille dans un bol moyen. Incorporer les courgettes et $1\frac{1}{2}$ tasse de chips. Incorporer au mélange de farine jusqu'à homogénéité. Étendre dans le moule préparé et cuire au four pendant 30 minutes, ou jusqu'à ce qu'il soit légèrement doré et qu'un cure-dent inséré au centre en ressorte propre.

c) Retirer du four et saupoudrer les $1\frac{1}{2}$ tasses de chips restantes sur le gâteau. Étendre avec une petite spatule pendant qu'ils fondent pour former un glaçage, en replaçant dans le four chaud, si nécessaire, pendant environ 1 minute.

23. Dunking Cookies avec sauce aux arachides

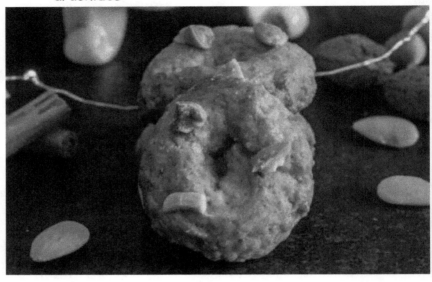

- 2 tasses de farine à pâtisserie de blé entier
- ½ cuillère à café de bicarbonate de soude
- ¼ cuillère à café de sel
- 1 cuillère à café de cannelle moulue
- ½ cuillère à café de gingembre moulu
- 4 cuillères à soupe de margarine sans trans
- 2 cuillères à soupe d'huile de canola
- 1/3 tasse de cassonade tassée
- 1/3 tasse + 2 cuillères à soupe de miel
- 1 œuf large
- ½ tasse de lait évaporé sans gras

a) Mélanger la farine, le bicarbonate de soude, le sel, la cannelle et le gingembre dans un bol moyen. Mettre de côté.

b) Crémer la margarine, l'huile, la cassonade, 1/3 tasse de miel et l'œuf avec un batteur à main. Ajouter les ingrédients secs réservés et remuer jusqu'à homogénéité.

c) Déposer par cuillères à soupe bombées sur les plaques à pâtisserie préparées et cuire au four pendant 10 à 12 minutes, ou jusqu'à ce qu'elles soient dorées. Laisser refroidir sur les plaques pendant 5 minutes. Transférer sur une grille pour refroidir complètement.

d) Préparez la sauce en chauffant le beurre de cacahuète, le lait et les 2 cuillères à soupe de miel restantes dans une petite casserole à feu doux. Remuer constamment jusqu'à ce qu'il soit fondu et lisse. Servir chaud.

24. Macarons Chocolat-Amandes

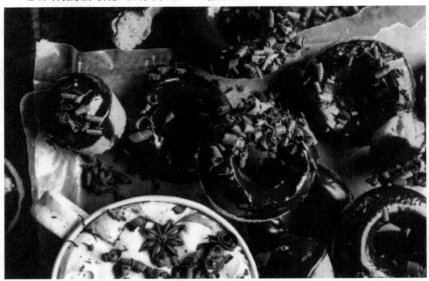

- 3/4 tasse d'amandes émondées
- $\frac{1}{2}$ tasse) de sucre
- 4 blancs d'oeufs
- $\frac{1}{4}$ tasse de cacao en poudre non sucré
- 1 cuillère à café d'extrait de vanille
- $\frac{1}{2}$ cuillère à café d'extrait d'amande
- $\frac{1}{4}$ cuillère à café de sel
- $\frac{1}{2}$ tasse de lait entier
- 2 cuillères à soupe de cassonade tassée

a) Faire griller les amandes dans une grande poêle profonde à feu moyen, en remuant souvent, pendant environ 3 minutes, ou jusqu'à ce qu'elles soient dorées. Versez dans le bol d'un robot culinaire muni d'une lame en métal. Ajouter 1 cuillère à soupe de sucre

b) Battre les blancs d'œufs au batteur électrique à haute vitesse jusqu'à ce que les blancs forment des pics mous. Incorporer graduellement le sucre restant jusqu'à ce que les blancs forment des pics fermes. Incorporer le cacao, la vanille, l'extrait d'amande et le sel. Incorporer délicatement les amandes.

c) Déposez le mélange par cuillères à soupe bombées sur les plaques à pâtisserie préparées. Cuire au four pendant 27 à 30 minutes.

d) Préparez la sauce en chauffant le chocolat, le lait et la cassonade dans une petite casserole à feu doux. Remuer constamment jusqu'à ce qu'il soit fondu et lisse. Servir chaud.

25. Pain de viande à la dinde

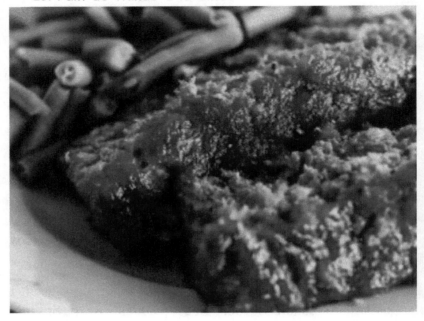

- 2 cuillères à café d'huile d'olive
- 1 grosse carotte, râpée
- 4 oignons verts, tranchés finement
- 1 gousse d'ail, émincée
- 2 tranches de pain de blé entier
- $\frac{1}{4}$ tasse de lait écrémé
- 2 blancs d'œufs légèrement battus
- 1 livre de poitrine de dinde hachée extra-maigre
- $\frac{1}{4}$ tasse de parmesan râpé
- 1 cuillère à café de sauge séchée

a) Chauffer l'huile dans une petite poêle antiadhésive à feu moyen. Ajouter la carotte, les oignons verts et l'ail et cuire, en remuant souvent, pendant environ 3 minutes, ou jusqu'à ce qu'ils soient tendres. Retirer du feu.

b) Pendant ce temps, hachez les noix au robot culinaire muni d'une lame en métal. Casser le pain et l'ajouter aux noix. Pulser jusqu'à ce que les deux soient réduits en miettes fines. Transférer dans un grand bol. A l'aide d'une fourchette, incorporer le lait et les blancs d'œufs. Ajouter la dinde, le persil, le fromage, la sauge, le sel, le poivre et le mélange de carottes. Mélanger doucement jusqu'à homogénéité.

c) Façonner un pain de forme libre d'environ 7 po de long et 4 ½ po de large sur la plaque à pâtisserie préparée. Cuire au four 50 à 60 minutes

26. Biscuits au chocolat et aux canneberges

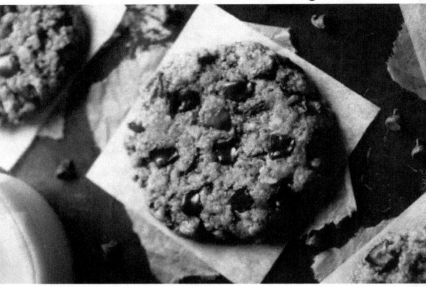

- 2 tasses de flocons d'avoine
- ½ tasse de farine à pâtisserie à grains entiers
- 3/4 cuillère à café de bicarbonate de soude
- ½ cuillère à café de cannelle moulue
- ¼ cuillère à café de sel
- ½ tasse de cassonade
- 1/3 tasse d'huile de canola
- 3 gros blancs d'oeufs
- 2 cuillères à café d'extrait de vanille
- 3/4 tasse de canneberges, hachées grossièrement

- 1 tasse de pépites de chocolat mi-sucré

a) Mélanger les flocons d'avoine, la farine, le bicarbonate de soude, la cannelle et le sel dans un grand bol. Fouetter ensemble la cassonade, l'huile, les blancs d'œufs et la vanille dans un bol séparé. Verser le mélange de sucre dans le mélange de farine et remuer jusqu'à ce que le tout soit bien mélangé. Incorporer les canneberges, les noix et les pépites de chocolat.

b) Déposez la pâte par cuillères à soupe sur les plaques à pâtisserie préparées. Cuire les biscuits pendant 10 minutes, ou jusqu'à ce qu'ils soient dorés. Transférer sur une grille pour refroidir complètement.

27. Pizzas à la dinde de Santa Fe

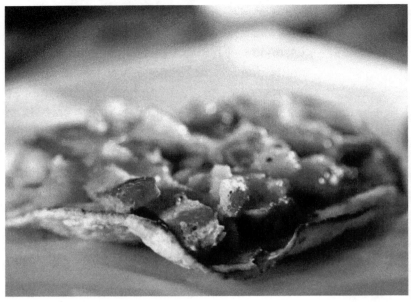

- 4 tortillas de blé entier
- 6 onces de poitrine de dinde hachée
- 1 petit poivron rouge, haché
- 1 petite courgette, tranchée finement
- $\frac{1}{4}$ tasse d'oignon rouge haché
- 1 tasse de maïs
- 1 tasse de haricots noirs en conserve sans sel ajouté
- 1 cuillère à soupe de poudre de chili
- $1\frac{1}{2}$ tasses de salsa douce et épaisse
- 2 cuillères à soupe de coriandre hachée

- 1/3 tasse de mélange de fromages mexicains râpés à teneur réduite en gras
- 2 cuillères à soupe de piment jalapeño haché (facultatif)
- 2 tasses de scarole râpée
- $\frac{1}{4}$ tasse de crème sure faible en gras (facultatif)

a) Dans une grande poêle antiadhésive à feu moyen-élevé, cuire la dinde, le poivron, la courgette et l'oignon. Incorporer le maïs, les haricots, les olives et la poudre de chili et 3/4 tasse de salsa.

b) Garnir les tortillas avec le mélange de dinde, étendre à $\frac{1}{2}$?? des bords. Cuire au four pendant 8 minutes. Saupoudrer de fromage et cuire au four pendant 1 à 2 minutes, ou jusqu'à ce qu'il soit fondu.

28. Frappé à l'orange et aux fraises

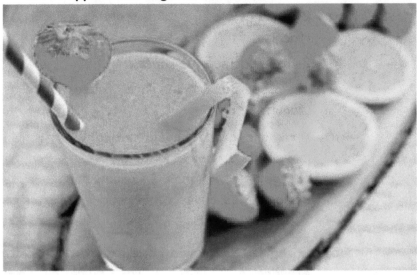

- ¼ tasse de fromage ricotta allégé
- 1 cuillère à soupe de lait écrémé en poudre
- 1½ cuillères à café de miel
- 1 cuillère à café de zeste d'orange
- ¼ tasse de fraises surgelées fraîches ou partiellement décongelées en vrac

a) Mélanger le fromage, le lait en poudre, le miel, l'huile de lin et le zeste d'orange dans un mélangeur.

b) Processus jusqu'à ce que très lisse. Garnir avec les fraises

29. Sorbet aux baies

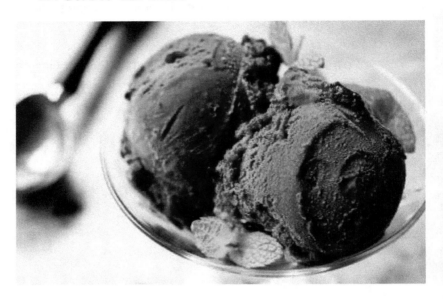

INGRÉDIENTS

- 100g de sucre

- 270 ml d'eau

- 500g Baies

- Jus de 1 citron

a) Ajouter le sucre et l'eau dans une casserole et faire bouillir pendant 10 minutes ou jusqu'à ce que le sucre soit dissous et qu'un sirop léger se forme.

b) Mixez les baies et le jus de citron dans un mélangeur jusqu'à consistance lisse et passez au tamis pour enlever les graines.

c) Verser dans la sorbetière et congeler selon les instructions du fabricant.

30. Sushi

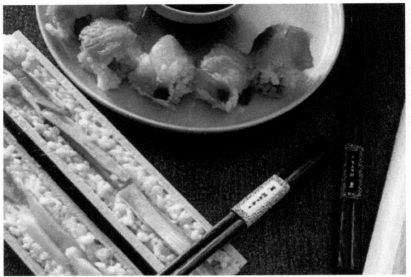

- 100g Riz pauvre en protéines

- 250 ml d'eau

- 2 cuillères à soupe de vinaigre de vin blanc japonais

- 1 cuillère à soupe de mirin

- 2 cuillères à café de sucre semoule

- $\frac{1}{4}$ Concombre, coupé en bâtonnets

- $\frac{1}{4}$ Poivron rouge

- $\frac{1}{2}$ chair d'avocat, coupée en petites tranches

- ½ carotte, pelée et coupée en bâtonnets

- 10g Gingembre

a) Faire bouillir le riz dans l'eau dans une casserole à feu moyen pendant 20 minutes ou jusqu'à ce que toute l'eau soit absorbée.

b) Laisser refroidir puis incorporer le vinaigre de vin blanc, le mirin et le sucre en poudre.

c) Disposez du film alimentaire sur le rouleau à sushi.

d) Garnir le film alimentaire avec le riz, en l'étalant uniformément sur toute la feuille. Disposez les légumes sur un côté du tapis.

31. Muffins à la myrtille

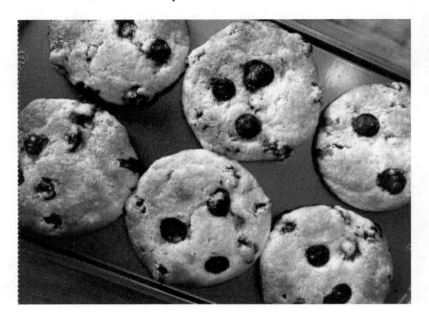

- 150g de sucre roux

- 1 cuillère à café de levure chimique

- 1 cuillère à café de substitut d'œuf

- Mélange tout usage à faible teneur en protéines Fate 325g

- 120g de margarine

- 240 ml de jus d'orange frais

- 100g de myrtilles

a) Placer le sucre, la levure chimique, le substitut d'œuf et le mélange tout usage Fate Low Protein dans un bol et bien mélanger.

b) Ajouter la margarine et le jus d'orange au mélange et fouetter jusqu'à consistance lisse.

c) Placer les caissettes à muffins dans le moule à muffins. Répartir le mélange uniformément dans les 12 caissettes à muffins.

d) Cuire au four sur la grille du milieu pendant 30 minutes.

32. Tarte à la mélasse

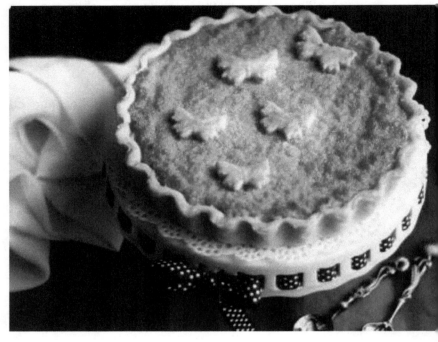

- 250 g de mélange tout usage Fate à faible teneur en protéines

- 125g de margarine molle

- 30g de sucre

- 60 ml d'eau

- Pour remplissage:

- 170g Pain pauvre en protéines

- 465g Sirop doré

- 1 cuillère à café de jus de citron

- 2 cuillères à café de substitut d'œuf

a) Frottez le mélange tout usage à faible teneur en protéines Fate et la margarine ensemble à l'aide de vos doigts dans un bol à mélanger jusqu'à ce qu'il ressemble à de grosses miettes.

b) Dans un bol, mélanger le sucre et l'eau, jusqu'à disparition du sucre. Incorporer le mélange Fate pour faire une pâte feuilletée.

c) Étalez un peu de Fate Low Protein All-Purpose Mix sur un plan de travail propre et écrasez la pâte avec vos poings jusqu'à ce qu'elle soit lisse. Cuire au four sur la grille du milieu pendant 30 minutes. (Adulte)

33. Affogato 'crème glacée'

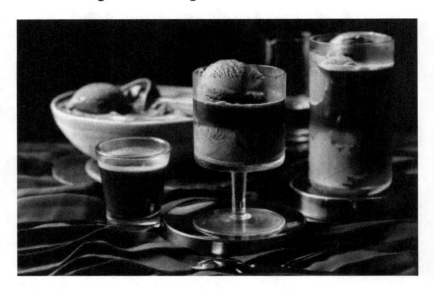

INGRÉDIENTS

- 500 ml de fouettage ProZero 'crème', réfrigéré

- 100g de sucre semoule

- 1 coup d'expresso

a) fouetter pour fouetter le'crème' pendant environ 2-3 minutes jusqu'à ce qu'il soit épais, léger et aéré. Ajouter le sucre en poudre et bien mélanger.

b) Versez le mélange dans un récipient approprié et mettez au congélateur pendant environ une heure ou jusqu'à ce qu'il soit refroidi et que des cristaux de glace commencent à se former sur les bords.

c) Sortir du congélateur.

d) À l'aide d'une fourchette ou d'un fouet, battre rapidement le 'crème glacée' pour briser les cristaux de glace.

e) Placer le 'crème glacée' remettre au congélateur pour durcir pendant au moins 3 heures. Prenez une boule de 'crème glacée' et garnir d'un espresso.

34. Glace au café'

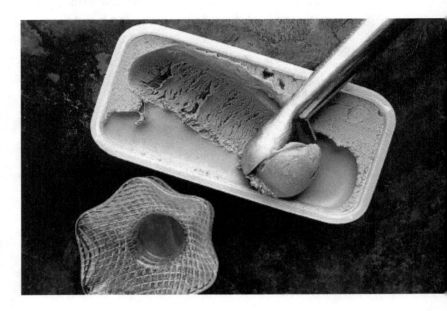

INGRÉDIENTS

- 500 ml de fouettage ProZero 'crème', réfrigéré

- 100g de sucre semoule

- 1 à 2 cuillères à café de granulés de café instantané

a) Mettre le fouettage ProZero réfrigéré 'crème' dans un bol et utilisez un fouet électrique à main pour fouetter le 'crème' pendant environ 2-3 minutes jusqu'à ce qu'il soit épais, léger et aéré.

b) Ajouter le sucre et les grains de café et bien mélanger.

c) Versez le mélange dans un récipient approprié et mettez au congélateur pendant environ une heure ou jusqu'à ce qu'il soit refroidi et que des cristaux de glace commencent à se former sur les bords.

d) Sortir du congélateur et à l'aide d'une fourchette ou d'un fouet, battre rapidement le 'crème glacée' pour briser les cristaux de glace.

e) Placer le 'crème glacée' remettre au congélateur pour durcir pendant au moins 3 heures.

35. Brownies au café

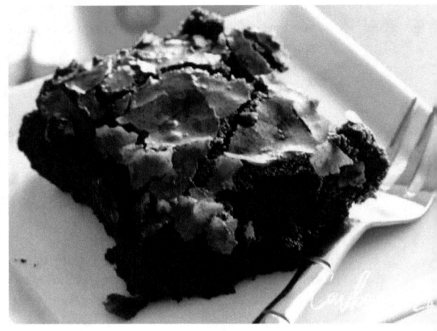

INGRÉDIENTS

- 3 barres Vitabite, coupées en morceaux

- 1 mélange à gâteau à saveur de chocolat à faible teneur en protéines Fate

- 25g de margarine molle

- 120ml ProZéro

- 1 cuillère à soupe de granulés de café instantané

- 1 cuillère à café d'essence de vanille

a) Faites fondre le Vitabite dans un bol résistant à la chaleur sur une casserole d'eau frémissante.

b) Placer le mélange à gâteau Fate Low Protein Saveur de chocolat dans un bol à mélanger. Ajouter la margarine.

c) Dans une tasse séparée, mélangez le ProZero, le café et l'essence de vanille et ajoutez-les dans le bol.

d) À l'aide d'un fouet à ballon, bien mélanger pendant 1 minute, puis incorporer le Vitabite fondu.

e) Verser le mélange dans le moule à cake chemisé.

f) Cuire au four pour 20-25 minutes jusqu'à ce qu'il soit levé.

g) Sortir du four et laisser refroidir 5 à 10 minutes.

36. Aebleskiver

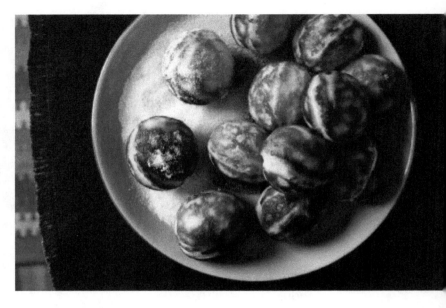

INGRÉDIENTS

- 150 g de mélange tout usage à faible teneur en protéines Fate

- 1 cuillère à café de levure chimique

- 1 cuillère à café de sel

- ½ cuillère à café de cannelle, moulue

- 2 cuillères à café de substitut d'œuf

- 175 ml de ProZéro

- 400g de pêches en conserve, égouttées

- 30g de sucre glace

a) Placez le mélange tout usage Fate Low Protein, la poudre à pâte, le sel, la cannelle et le substitut d'œuf dans un bol et mélangez.

b) Ajouter le ProZero et remuer pour former une pâte épaisse.

c) Endroit $\frac{1}{2}$ à soupe de pâte dans chacun des trous du cupcake.

d) Ajouter 1 segment de pêche à chacun.Ajouter un autre $\frac{1}{2}$ à soupe du mélange sur le dessus.

e) Cuire au four pendant 10 minutes ou jusqu'à ce qu'ils soient dorés.

37. Casserole

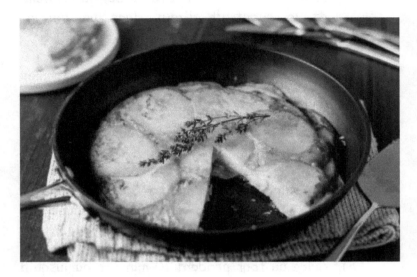

INGRÉDIENTS

- 4 patates douces

- 50g de beurre

- 1 oignon rouge, pelé et tranché

- 1 oignon blanc, pelé et tranché

- 200g Bloc de saveurs Violife Original

- Sel et poivre au goût

a) Placer les patates douces dans une casserole, couvrir d'eau et faire bouillir pendant 10 minutes.

b) Égoutter l'excès d'eau, réserver et laisser refroidir. Ajouter 40 g de beurre et les oignons blancs et rouges dans une casserole et cuire à feu moyen pendant 5 minutes ou jusqu'à ce qu'ils soient tendres.

c) Dans un plat à gratin, superposer les légumes; la moitié des oignons, un tiers de Violife, la moitié des pommes de terre, suivi des oignons restants, un autre tiers de Violife, les pommes de terre restantes et enfin le dessus avec le Violife restant.

d) Assaisonner au goût et cuire au four pendant 1 heure et 30 minutes ou jusqu'à ce qu'ils soient dorés et bien cuits.

38. Mousse aux oeufs de Pâques

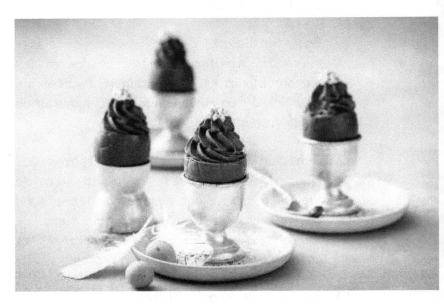

- 8 barres Vitabite de 25 g

- 25g de beurre

- 75g de guimauves Freedom

- 30 ml d'eau

- $\frac{1}{2}$ cuillère à café d'extrait de vanille

- 140 ml de ProZéro 'double crème'

a) Faites fondre 3 des barres Vitabite dans un bol résistant à la chaleur sur une casserole d'eau frémissante.

b) Sortez les demi-œufs des moules et remettez au réfrigérateur.

c) Placer le reste de Vitabite, le beurre, les guimauves et l'eau dans une petite casserole.

d) Cuire à feu doux et bien mélanger jusqu'à ce que le mélange soit d'une texture lisse. Retirer du feu et laisser refroidir.

e) Ajouter l'extrait de vanille au ProZero 'double crème' et fouetter jusqu'à formation de pics fermes

f) Pliez délicatement le ProZero fouetté 'double crème' dans le mélange Vitabite lisse et répartir également entre les moules à œufs de Pâques.

39. Biscuits confits

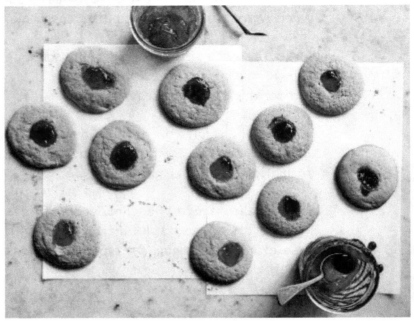

INGRÉDIENTS

- 200 g de mélange tout usage Fate à faible teneur en protéines

- 40g de crème anglaise en poudre

- 70g de sucre (plus 2 cuillères à soupe pour saupoudrer)

- 160g de margarine

- 100g Confiture sans pépins de votre choix

a) Placer le mélange tout usage Fate Low Protein, la poudre à crème, le sucre et la margarine dans un bol à mélanger et à l'aide d'une spatule, bien mélanger jusqu'à ce qu'une pâte se forme.

b) Recouvrir une plaque à pâtisserie de papier sulfurisé.

c) Entre deux feuilles de papier sulfurisé étaler la pâte sur 3 cm d'épaisseur.

d) Coupez 10 cœurs de la pâte à l'aide du grand emporte-pièce et placez-les sur la plaque à pâtisserie.

e) À l'aide du plus petit emporte-pièce, coupez le centre de 5 des biscuits. Vous devriez avoir 5 fonds solides en forme de cœur et 5 biscuits avec des centres en forme de cœur découpés. Cuire au four pendant 20 minutes.

40. Eton Mess

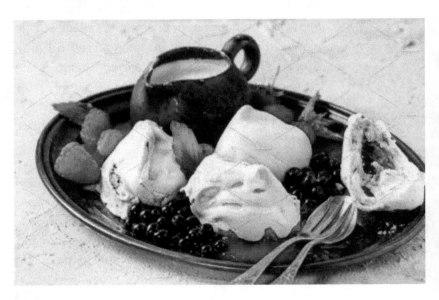

INGRÉDIENTS

- 50 g de meringue à faible teneur en protéines, cassée en petits morceaux

- 50g Framboises

- 50g de fraises hachées

- Food Heaven Heavenly Whip!

a) Couche les meringues, Food Heaven Heavenly Whipped!, framboises et fraises et dans deux bols en verre.

b) Servir.

41. Meringue

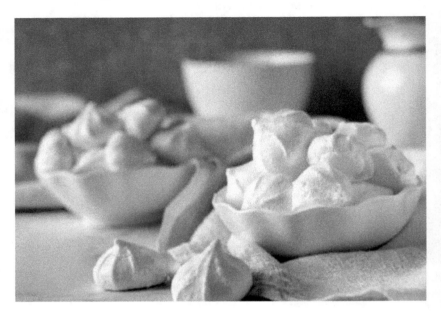

INGRÉDIENTS

- 100 ml d'Aquafaba

- cc de crème de tartare

- 100g de sucre semoule

- 1 cuillère à café d'essence de vanille

a) Versez de l'eau bouillante dans un bol en verre propre, cela éliminera tout excès de graisse sur le bol si nécessaire

b) Placer l'aquafaba et la crème de tartare dans le bol et fouetter avec le fouet électrique, jusqu'à l'obtention de pics mous.

c) Ajouter le sucre en poudre progressivement, 1 cuillère à soupe à la fois et fouetter entre chaque cuillerée. Fouetter jusqu'à ce qu'il forme des pics fermes.

d) Ajouter l'essence de vanille et fouetter pendant 10 secondes, jusqu'à ce que le tout soit homogène.

e) Versez le mélange dans une poche à douille et formez les formes désirées sur une plaque à pâtisserie tapissée.

f) Cuire au four pendant 90 minutes.

SANDWICHS & BURGERS

42. Sandwich aux champignons

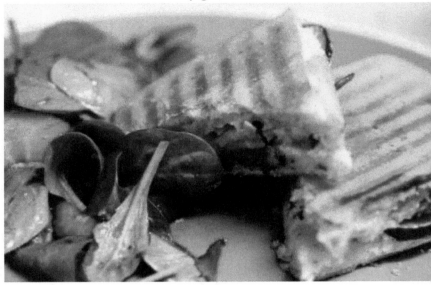

- 1 tasse d'artichaut en conserve Jus de $\frac{1}{2}$ citron
- 1 cuillère à soupe d'huile d'olive
- 1 cuillère à café d'ail émincé
- 1 cuillère à café de vinaigre blanc
- $\frac{1}{4}$ cuillère à café de sel, poivre noir moulu
- 2 chapeaux de champignons portobello
- 1 courgette, coupée en quartiers de 3"
- 2 cuillères à soupe d'huile d'olive
- 1 tomate moyenne, tranchée
- 2 petits pains multigrains, intérieurs évidés

- 2 onces de fromage de chèvre frais

a) Mélanger tous les ingrédients de la tapenade dans le bol d'un robot culinaire muni d'une lame en métal.

b) Pour préparer le sandwich : Préchauffer le four à 400°F. Disposer les champignons et les courgettes sur une plaque à pâtisserie antiadhésive. Arrosez d'1 cuillère à soupe d'huile d'olive. Rôtir 10 minutes. Disposer les tranches de tomates sur la même plaque à pâtisserie, arroser avec la cuillère à soupe d'huile d'olive restante et continuer à rôtir en retournant les légumes à mi-cuisson, pendant 20 minutes, ou jusqu'à ce qu'ils grésillent et que tout liquide soit cuit.

43. Burgers aux champignons grillés

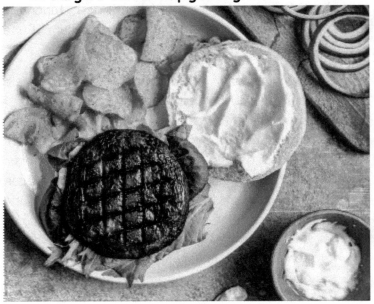

- 2 grosses têtes de champignons portobello
- 4 cuillères à café de vinaigre balsamique
- $\frac{1}{2}$ tasse de lanières de poivrons rouges rôtis
- 2 petits pains 100 % blé entier
- 2 tranches (3/4 once chacune) de Provolone
- 4 feuilles de laitue frisée

a) Préchauffer une poêle à griller à feu moyen.

b) Faire griller les champignons pendant 8 minutes en les retournant à mi-cuisson et en les badigeonnant de vinaigre. Réchauffer les lanières de poivrons et les petits pains sur la lèchefrite.

c) Étalez 1 cuillère à soupe de pesto sur chaque fond de pain, puis placez un champignon surmonté d'une tranche de fromage et de la moitié des tranches de poivron. Placer 2 feuilles frisées sur chaque burger, arroser de vinaigre supplémentaire, si désiré, et couvrir avec le dessus du pain.

44. Sandwichs au fromage à la crème aux olives

- 1 paquet (8 onces) de fromage Neufchâtel, ramolli
- 4 oignons verts, émincés
- $\frac{1}{4}$ cuillère à café de sauce piquante (facultatif)
- 12 craquelins de blé à faible teneur en sodium
- 2 tomates italiennes, tranchées finement

a) Mélanger le fromage, les olives, les oignons verts et la sauce aux piments forts, si désiré, dans un petit bol.

b) Étaler sur les craquelins. Garnir avec les tomates.

45. Sandwichs au saumon avec wasabi

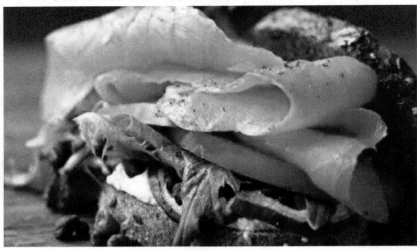

- ??$\frac{1}{2}$ cuillère à café de pâte de wasabi
- 2 tasses (14,75 onces) de saumon sauvage d'Alaska en conserve, égoutté
- 8 tranches minces de pain 100 % blé entier, grillées
- 4 fines tranches d'oignon rouge
- 4 fines rondelles de poivron rouge
- 4 cuillères à café de gingembre mariné tranché
- 1 tasse de roquette

a) Mélanger la mayonnaise et $\frac{1}{4}$ de cuillère à café de pâte de wasabi et remuer jusqu'à consistance lisse. Ajoutez plus de wasabi, si vous le souhaitez, selon votre goût. Incorporer délicatement le saumon.

b) Placer 4 tranches de pain sur un plan de travail et garnir chacune de $\frac{1}{2}$ tasse du mélange de saumon, 1 tranche d'oignon séparée en rondelles, 1 rondelle de poivron, 1 cuillère à café de gingembre et $\frac{1}{4}$ tasse de roquette. Garnir des 4 tranches de pain restantes.

46. Sandwich au poulet et au fromage

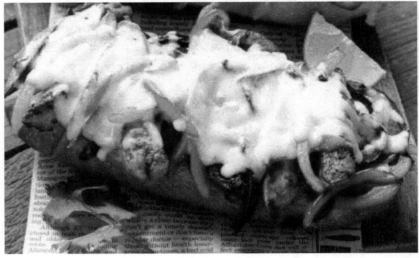

- 2 tortillas de maïs (6" de diamètre)
- 1 tranche (3/4 once) de fromage cheddar allégé
- 1 once de poitrine de poulet cuite, désossée et sans peau, tranchée finement
- 1 feuille de laitue, coupée en lanières
- 2 cuillères à café de salsa
- 2 cuillères à café de coriandre fraîche hachée

a) Chauffer l'huile dans une poêle antiadhésive à feu moyen-élevé. Cuire les tortillas environ 1 minute de chaque côté ou jusqu'à ce qu'elles soient légèrement dorées (elles deviendront croustillantes en refroidissant). Transférer les tortillas sur un plan de travail. Déposer le fromage sur 1 tortilla.

b) Placer le poulet dans la poêle (ne pas l'essuyer d'abord) et cuire pendant 30 secondes, ou jusqu'à ce qu'il soit chaud.

c) Garnir la tortilla recouverte de fromage avec le poulet, la laitue, la salsa, la coriandre et enfin la tortilla restante. Avec un couteau dentelé, couper en 2 demi-lunes.

47. Panini de dinde à l'avocat

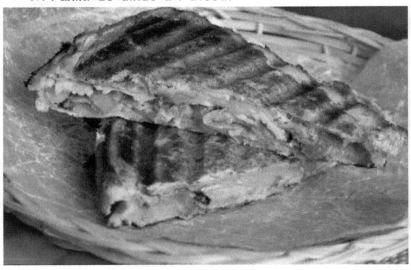

- 4 tranches de pain de blé entier
- ¼ livre de poitrine de dinde à teneur réduite en sodium, tranchée
- 4 tranches de tomates Beefsteak
- ¼ tasse de bébé roquette
- 2 cuillères à café de moutarde de Dijon
- 1 cuillère à café d'huile d'olive extra vierge

a) Placer 1 tranche de pain sur un plan de travail. Garnir de la moitié de la dinde, des tranches de tomate, des tranches d'avocat et de la roquette. Étaler une autre tranche de pain avec la moitié de la moutarde et déposer, côté moutarde vers le bas, sur la roquette. Répétez avec les ingrédients restants.

b) Chauffer une poêle antiadhésive striée à feu moyen jusqu'à ce qu'elle soit chaude. En travaillant un sandwich à la fois, badigeonnez légèrement l'extérieur de chaque sandwich avec $\frac{1}{4}$ de cuillère à café d'huile et placez-le sur la poêle. Placer une poêle à fond épais sur le sandwich et cuire 1 à 2 minutes de chaque côté, ou jusqu'à ce qu'il soit grillé et chaud au centre.

48. Sandwichs au jambon grillé

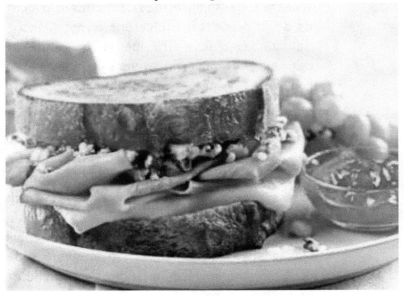

- 8 tranches de pain multigrains, grillées
- 2 cuillères à soupe de mayonnaise à l'huile de canola
- 1 tasse de jeunes pousses de roquette ou de cresson
- $\frac{1}{4}$ livre de jambon cuit maigre et faible en sodium, tranché finement
- 1 poire Bartlett rouge mûre, coupée en quartiers, épépinée et coupée en fins quartiers
- $\frac{1}{4}$ tasse de fromage Gorgonzola émietté

a) Préchauffer le gril. Disposer le pain sur une plaque allant au four. Tartiner 4 tranches de mayonnaise et mettre la roquette ou le cresson dessus, en divisant uniformément. Recouvrir les mêmes tranches avec des portions égales de jambon et disposer les quartiers de poire dessus. Saupoudrer le fromage et les amandes effilées sur la poire.

b) Placer sous le gril pendant 1 à 2 minutes, ou jusqu'à ce que le fromage soit fondu. Garnir avec le pain restant. Couper en diagonale et servir chaud.

49. Burger de thon à l'aïoli au citron

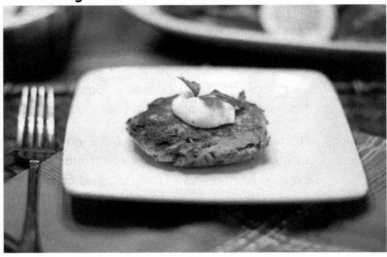

- 1 cuillère à soupe de jus de citron
- $\frac{1}{2}$ gousse d'ail, émincée
- $\frac{1}{2}$ oignon vert, tranché finement
- 4 steaks d'albacore (4 onces)
- 2 cuillères à café d'huile de canola
- $\frac{1}{4}$ cuillère à café de sel
- 4 pains à hamburger
- 1 tasse de feuilles de roquette fraîches
- $\frac{1}{4}$ de concombre, coupé en 12 tranches

a) Vaporiser une grille de gril d'un enduit à cuisson Préparez le gril à feu moyen-élevé.

b) Mélanger la mayonnaise, le jus de citron, l'ail et l'oignon dans un bol et bien mélanger.

c) Badigeonner les steaks de thon d'huile et saupoudrer de sel. Griller 2 minutes de chaque côté, ou jusqu'à ce qu'elles soient bien marquées et cuites à la cuisson désirée.

d) Disposer les fonds de petits pains sur chacune des 4 assiettes. Garnir chacun de $\frac{1}{4}$ tasse de roquette, 3 tranches de concombre et 1 steak de thon. Tartiner la moitié supérieure de chaque petit pain avec le mélange de mayonnaise et déposer chacun sur le steak de thon. Sers immédiatement.

50. Porc effiloché au barbecue

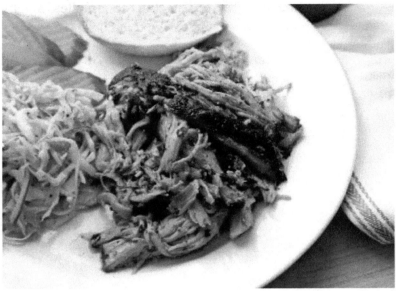

- 1½ livre de longe de porc désossée, parée de tout le gras visible
- 1 oignon moyen, haché (environ ½ tasse)
- 2/3 tasse de ketchup
- 1 cuillère à soupe de vinaigre de cidre
- 1 cuillère à soupe de mélasse
- 2 cuillères à café de cassonade tassée
- 2 cuillères à café de moutarde en poudre
- 1½ cuillères à café d'ail en poudre
- 1 cuillère à café de sauce Worcestershire
- ¼ cuillère à café de poivre noir fraîchement moulu

- $1\frac{1}{2}$ tasses de bouillon de poulet ou de légumes
- 6 pains à hamburger de blé entier

a) Ajouter l'oignon et cuire 5 minutes de plus, ou jusqu'à ce que l'oignon commence à dorer. Ajouter le ketchup, le vinaigre, la mélasse, le sucre, la poudre de moutarde, la poudre d'ail, la sauce Worcestershire, le poivre noir et le bouillon.

b) Bien mélanger et porter à ébullition à feu moyen-élevé. Baisser le feu à doux, couvrir et laisser mijoter en remuant de temps en temps pendant 1h30.

c) Découvrir la casserole et laisser mijoter 10 minutes de plus, ou jusqu'à ce que la sauce ait légèrement épaissi et que le porc soit très tendre. Retirer du feu.

d) Découpez le porc en lambeaux avec deux fourchettes et servez sur des pains à hamburger de blé entier.

SOUPES & SALADES

51. Soupe d'été réfrigérée

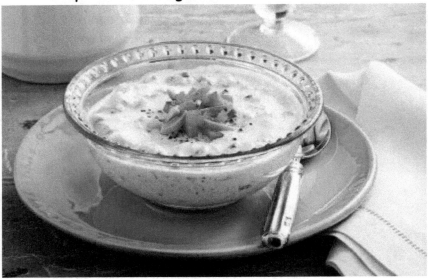

- 4 grosses carottes, hachées grossièrement
- 2 boîtes (14½ onces chacune) de bouillon de poulet à teneur réduite en sodium
- 1 grosse courge d'été jaune, hachée
- ½ petit oignon rouge, haché
- 1 gousse d'ail
- 3/4 cuillère à café de cumin moulu
- ½ cuillère à café de sel
- ¼ cuillère à café de coriandre moulue
- ¼ cuillère à café de poivre noir moulu
- 3/4 tasse de yogourt nature faible en gras

- Ciboulette fraîche, coupée en ?? longueurs (facultatif)

a) Mélanger les carottes et le bouillon dans une grande casserole couverte et porter à ébullition. Réduire le feu à moyen et laisser mijoter environ 7 minutes, ou jusqu'à ce que les carottes commencent à ramollir.

b) Ajouter la courge, l'oignon, l'ail, le cumin, le sel, la coriandre et le poivre. Couvrir et augmenter le feu à vif. Dès que le mélange commence à bouillir, réduire le feu à doux et laisser mijoter pendant 15 à 20 minutes, ou jusqu'à ce que les légumes soient très tendres et que les saveurs se mélangent.

c) réduire la soupe en purée lisse. Verser dans un bol, couvrir et réfrigérer 1 heure.

d) Incorporer le yogourt dans la soupe jusqu'à ce qu'il soit combiné.

52. Soupe Tomate Avocat

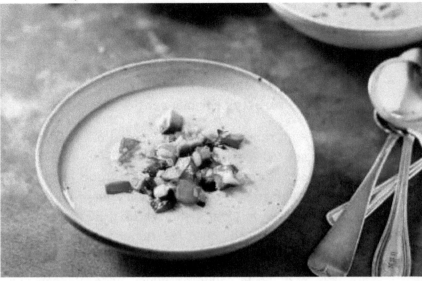

- 1 boîte (28 onces) de tomates entières
- $\frac{1}{2}$ oignon doux, tranché
- 1 tasse de bouillon de légumes à teneur réduite en sodium
- 1 tasse d'eau
- $\frac{1}{2}$ cuillère à café de poivre moulu
- 1 tasse de babeurre
- $\frac{1}{4}$ tasse de yogourt à la grecque sans gras

a) Préchauffer le four à 350 °F.

b) Verser les tomates (avec le jus) dans un plat allant au four de 11" x 17". Répartir l'oignon sur le dessus et cuire au four pendant 1 heure, ou jusqu'à ce que le mélange soit épais et que l'oignon commence à dorer.

c) Transférer le mélange dans un mixeur. Ajouter le bouillon, l'eau et le poivre et réduire en purée lisse.

d) Chauffer le mélange de soupe dans une casserole à feu moyen-doux pendant 5 minutes ou jusqu'à ce qu'il soit bien chaud. Ajouter le babeurre et remuer pour combiner.

e) Garnir chaque portion avec 1 cuillère à soupe de yaourt et $\frac{1}{4}$ des tranches d'avocat.

53. Soupe à la courge Butternut

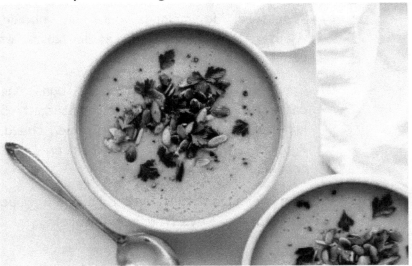

Ingrédients:

- 1 gros poireau, lavé et tranché finement

- 1 grosse courge butternut

- 4 gousses d'ail, hachées

- 1 cuillère à soupe de mélange à pâtisserie Loprofin

- 1 cuillère à soupe d'huile végétale

- Mélange à boisson LP 6,5 oz

- Persil frais, haché

- Poivre noir moulu

a) Placer le poireau, les morceaux de courge, l'ail et l'huile dans une grande casserole à fond épais. Cuire doucement pendant 3-4 minutes jusqu'à ce que les légumes commencent à ramollir mais pas à brunir.

b) Mélangez le mélange à pâtisserie avec le LP-Drink Mix et versez 32 onces d'eau tiède. Bien mélanger.

c) Verser progressivement le mélange liquide dans la casserole et porter à ébullition en remuant continuellement. Mélange de purée

d) Verser environ un quart de la soupe dans un bol de service et laisser refroidir un peu avant d'ajouter un peu de persil émincé.

54. Soupe Africaine Aux Cacahuètes

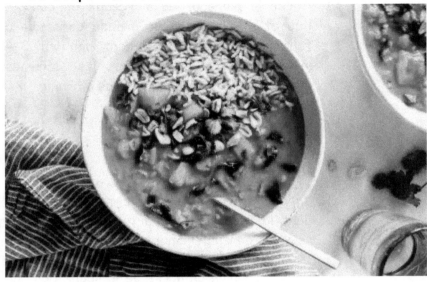

- 1 cuillère à soupe d'huile de canola

- 1 oignon, haché

- 2 côtes de céleri, hachées

- 2 carottes, hachées

- 1 gousse d'ail, émincée

- 1 cuillère à soupe de gingembre râpé

- 3 tasses de bouillon de légumes à teneur réduite en sodium

- 2 cuillères à soupe de jus de citron fraîchement pressé

- 2 cuillères à soupe de cacahuètes non salées hachées

- 2 cuillères à soupe de coriandre fraîche hachée

a) Chauffer l'huile dans une grande casserole ou un faitout à feu moyen-vif. Ajouter l'oignon, le céleri et les carottes. Cuire, en remuant de temps en temps, pendant 5 minutes, ou jusqu'à ce que l'oignon ramollisse.

b) Ajouter l'ail, le gingembre et 2 tasses de bouillon. Réduire le feu à doux, couvrir et laisser mijoter pendant 30 minutes ou jusqu'à ce que les légumes soient très tendres.

c) Transférer la soupe dans un robot culinaire muni d'une lame en métal ou d'un mélangeur (par lots, si nécessaire). Processus jusqu'à consistance lisse.

d) Remettre la soupe dans la casserole et incorporer le beurre d'arachide, le jus de citron et 1 tasse de bouillon restant. Cuire 5 minutes.

55. Soupe aux lentilles

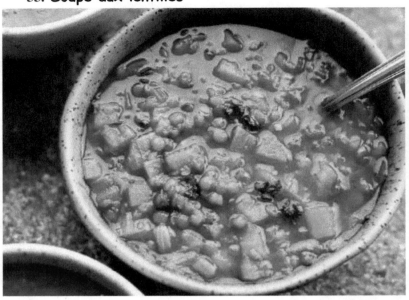

- 1 cuillère à soupe d'huile d'olive
- 1½ cuillères à café de graines de cumin entières
- 1 gros oignon, haché
- 4 gousses d'ail, hachées
- ½ cuillère à café de coriandre moulue
- ½ cuillère à café de poivre noir fraîchement moulu
- 1 cuillère à café de paprika
- 1 1/3 tasse (½ livre) de lentilles, triées et rincées
- 5 tasses d'eau

- 1 boîte (14½ onces) de tomates en dés
- 2 tasses d'épinards frais râpés emballés
- ½ cuillère à café de sel
- ½ tasse de yogourt à la grecque sans gras

a) Placez l'huile et les graines de cumin dans un faitout ou une grande casserole à feu moyen.

b) Cuire, en remuant, de 2 à 3 minutes, ou jusqu'à ce qu'il soit parfumé. Incorporer l'oignon, l'ail, la coriandre et le poivre et cuire, en remuant souvent, pendant 4 à 6 minutes, ou jusqu'à ce que l'oignon et l'ail soient tendres. Incorporer le paprika.

c) Ajouter les lentilles et l'eau. Couvrir et porter à ébullition. Réduire le feu à doux et laisser mijoter, à couvert, pendant 30 à 35 minutes, ou jusqu'à ce que les lentilles soient très tendres.

d) Incorporer les tomates, les épinards, les arachides et le sel. Augmenter le feu et laisser mijoter, à découvert, 5 minutes de plus.

56. Soupe italienne aux légumes verts et aux haricots

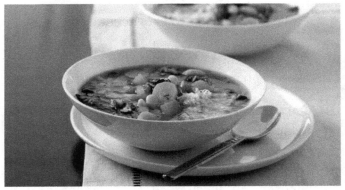

- 1 cuillère à soupe d'huile d'olive
- 1 gros oignon, haché
- 4 carottes, hachées
- 1 boîte (14½ onces) de tomates en dés avec ail rôti (jus réservé)
- 2 boîtes (14½ onces chacune) de bouillon de poulet à teneur réduite en sodium
- 3 boîtes (15 onces chacune) de haricots cannellini sans sel ajouté, rincés et égouttés
- 1 cuillère à soupe de romarin séché haché
- 3 tasses d'eau
- ½ livre de scarole, hachée grossièrement
- ½ cuillère à café de sel
- ½ tasse râpé
- fromage romano

a) Chauffer l'huile d'olive dans une grande casserole à feu moyen-élevé. Cuire l'oignon et les carottes pendant 10 minutes, ou jusqu'à ce que les légumes ramollissent.

b) Ajouter les tomates et leur jus, le bouillon, les haricots, le romarin et 3 tasses d'eau. Couvrir et cuire environ 10 minutes, ou jusqu'à ce que le mélange commence à mijoter.

c) Baisser le feu et ajouter la scarole et le sel. Cuire, à découvert, 15 minutes de plus, ou jusqu'à ce que les saveurs se mélangent. Incorporer le fromage.

57. Soupe à l'oignon et au bœuf sans fromage

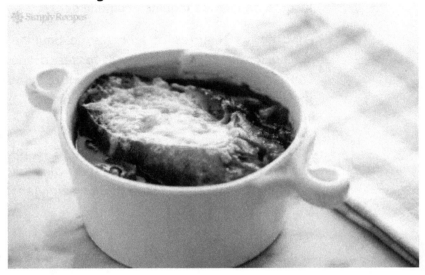

- 8 onces de filet de bœuf, paré
- 3 gros oignons, tranchés finement
- 2 gousses d'ail, hachées
- 2 cuillères à soupe de vinaigre balsamique
- 4 tasses de bouillon de bœuf à teneur réduite en sodium
- 1 cuillère à café de sauce Worcestershire

a) Chauffer 1 cuillère à soupe d'huile dans une grande casserole à feu moyen-élevé. Ajouter le bœuf et cuire environ 2 à 3 minutes de chaque côté.

b) Ajouter les 3 cuillères à soupe d'huile restantes dans la casserole et réduire le feu à moyen. Ajouter les oignons et le sucre et cuire, en remuant de temps en temps, environ 25 minutes, ou jusqu'à ce qu'ils soient dorés.

c) Ajouter l'ail et cuire 2 minutes.

d) Augmenter le feu à moyen-vif, verser le vinaigre et porter à ébullition. Cuire en remuant constamment pendant environ 1 minute ou jusqu'à ce que le vinaigre soit presque complètement évaporé.

e) Ajouter le bouillon et la sauce Worcestershire. Porter à ébullition, réduire à feu doux et cuire à couvert pendant 15 minutes.

f) Déchirez le pain en morceaux et passez-le au robot culinaire pour former des miettes. Incorporer les miettes dans la soupe

58. Salade de brocolis et pacanes

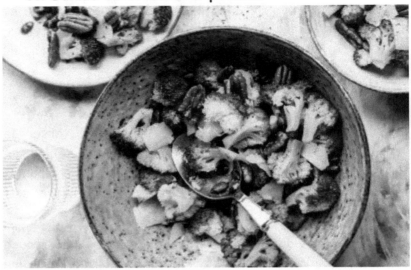

- 3 cuillères à soupe de mayonnaise à l'huile de canola
- 1 cuillère à soupe de vinaigre de vin rouge ou blanc
- 1/8 cuillère à café de sel
- 2 tasses de fleurons de brocoli
- ¼ tasse d'oignon rouge émincé
- cuillère à café de flocons de piment rouge

a) Mélanger la mayonnaise, le vinaigre et le sel dans un grand bol de service. Fouetter jusqu'à consistance lisse.

b) Ajouter le brocoli, les pacanes, l'oignon et les flocons de poivron rouge. Mélanger pour enrober. Réfrigérer jusqu'au moment de servir.

59. Salade de pâtes tortellini

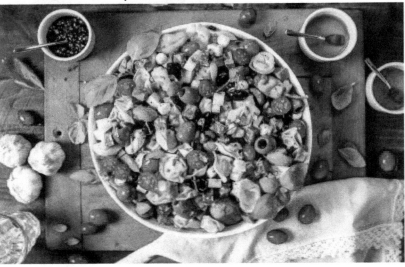

- 1 paquet (9 onces) de tortellini au fromage tricolore réfrigéré
- 2 tasses de pois mange-tout parés 2 tasses de mini carottes
- 2 tasses de fleurons de brocoli
- 2 cuillères à soupe de pesto
- 1 tasse de tomates cerises, coupées en deux
- $\frac{1}{4}$ cuillère à café de poivre noir moulu Basilic frais (facultatif)

a) Placer les tortellinis dans une grande casserole d'eau bouillante. Cuire selon les instructions sur l'emballage, en remuant de temps en temps. Ajouter les pois sucrés, les carottes et le brocoli et cuire pendant les 3 dernières minutes, ou jusqu'à ce qu'ils soient tendres mais encore croustillants.

b) Égoutter les pâtes et les légumes et rincer à l'eau froide. Placer dans un grand bol et mélanger avec le pesto. Incorporer délicatement les tomates, les olives et le poivre. Garnir de basilic, si vous en utilisez.

60. Salade d'orge et de haricots

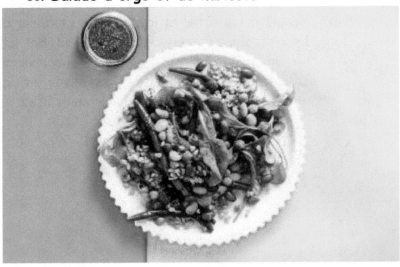

- 1 tasse d'orge
- 3 cuillères à soupe d'huile d'olive
- 1 poireau, parties blanches et vert clair seulement, tranché finement
- ½ courge musquée, pelée et hachée (environ 2 tasses)
- tasse d'eau
- 3 cuillères à soupe de persil frais haché
- 1 boîte (15 onces) de haricots noirs sans sel ajouté, rincés et égouttés
- ½ cuillère à café de sel
- 2 cuillères à soupe de jus de citron

a) Pendant ce temps, chauffer 2 cuillères à soupe d'huile dans une grande poêle antiadhésive à feu moyen-vif. Ajouter le poireau et la courge et cuire, en remuant ou en remuant, jusqu'à ce qu'ils soient légèrement ramollis et légèrement dorés, environ 10 minutes. Ajouter l'eau et la moitié du persil et cuire 2 à 3 minutes de plus. Transférer les légumes dans un grand bol.

b) Ajouter l'orge, les haricots noirs, le sel et l'huile restante 1 cuillère à soupe et le persil restant. Remuer pour combiner. Ajouter les pignons de pin. Assaisonner avec du jus de citron et du poivre. Garnir de zeste de citron, si désiré.

61. Salade d'épinards à l'avocat

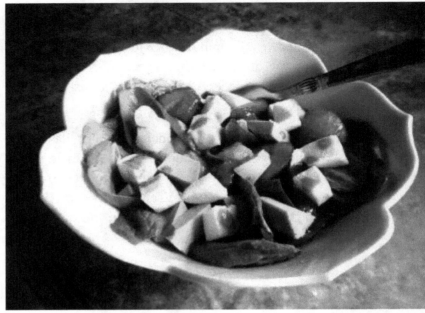

- 2 tasses de fraises équeutées et tranchées
- 2 cuillères à soupe d'huile d'olive extra vierge
- 2 cuillères à soupe de miel
- 1 cuillère à soupe de vinaigre balsamique
- ½ cuillère à café de sel
- 1/8 cuillère à café de poivre noir moulu
- 1 sac (6 onces) de bébés épinards
- 1 mangue moyenne mûre
- 5 onces de mozzarella fraîche, coupée en petits morceaux

● 3 cuillères à soupe d'amandes hachées, grillées

a) Mettez ½ tasse de fraises, l'huile, le miel et le vinaigre balsamique dans un robot culinaire. Processus jusqu'à consistance lisse. Verser dans un saladier et incorporer le sel et le poivre.

b) Ajouter les épinards, la mangue et les 1½ tasses de fraises restantes à la vinaigrette et mélanger pour bien mélanger. Parsemer le dessus de mozzarella, d'avocat et d'amandes.

62. Salade de lentilles à la française

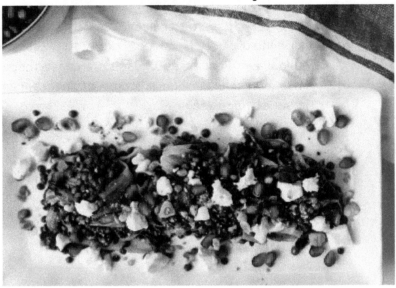

- 1 tasse de lentilles françaises ou brunes
- 3 tasses de bouillon de légumes à teneur réduite en sodium
- 2 feuilles de laurier
- 2 gousses d'ail entières, pelées
- 2 cuillères à soupe de vinaigre de vin rouge
- $\frac{1}{4}$ cuillère à café de sel
- $\frac{1}{4}$ cuillère à café de poivre noir fraîchement moulu
- 1 carotte, râpée
- 2 cuillères à soupe de persil haché
- 1 bûche (4 onces) de fromage de chèvre aux fines herbes

a) Mélanger les lentilles, le bouillon, les feuilles de laurier et l'ail dans une casserole moyenne et porter à ébullition à feu moyen-vif. Dès que les lentilles atteignent le point d'ébullition, réduisez le feu pour que le mélange mijote. Couvrir et laisser mijoter de 25 à 30 minutes, ou jusqu'à ce que les lentilles soient tendres. Égoutter tout excès de bouillon. Réserver les gousses d'ail. Jeter les feuilles de laurier. Étaler les lentilles sur une plaque pour les laisser refroidir.

b) Mélanger l'huile, le vinaigre, le sel, le poivre et les gousses d'ail réservées dans un saladier. Fouetter, en écrasant l'ail, jusqu'à consistance lisse. Ajouter les lentilles, la carotte et le persil. Mélanger pour enrober. Répartir le mélange sur 4 assiettes.

c) Couper le fromage en 4 tranches. Poser à plat. Saupoudrer légèrement les deux côtés de coriandre. Placer sur un plat allant au micro-ondes. Cuire au micro-ondes à puissance moyenne pendant environ 30 secondes, ou jusqu'à ce que le fromage soit chaud. Mettre un morceau de fromage sur chaque salade.

63. Assiette de salade aux œufs

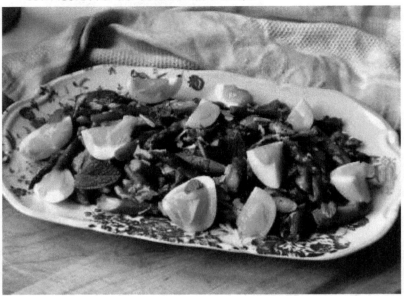

- 6 gros œufs, durs et écalés (jeter 3 jaunes)
- 3 côtes de céleri, hachées
- ½ tasse de concombre de serre pelé et haché
- 3 radis, hachés
- 2 oignons verts, tranchés finement, ou ¼ tasse d'oignon blanc doux haché
- 2 cuillères à soupe d'aneth frais ciselé
- ½ cuillère à café de moutarde en grains
- ½ cuillère à café de poivre noir fraîchement moulu
- 1/8 cuillère à café de laitue frisée de sel, pour servir

- 2 grosses tomates, coupées en quartiers
- 8 pains croustillants wasa, pour servir

a) Hacher grossièrement les œufs et les blancs d'œufs et les placer dans un bol moyen. Ajouter le céleri, le concombre, les radis, les oignons verts, la mayonnaise, l'aneth, la moutarde, le poivre et le sel et bien mélanger.

b) Disposer les feuilles de laitue sur un plat ou des assiettes. Monter la salade sur le dessus et entourer de quartiers de tomates. Servir avec les pains croustillants.

64. Salade grecque classique aux crevettes

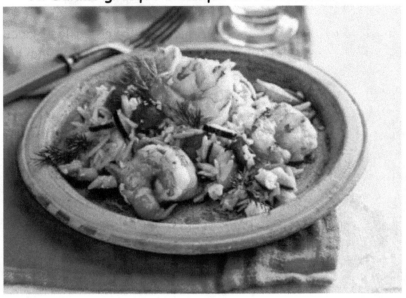

- 2 cuillères à soupe d'huile d'olive
- 1 cuillère à soupe de jus de citron
- 1 cuillère à soupe de vinaigre de vin rouge
- $\frac{1}{2}$ cuillère à café d'origan séché, émietté
- $\frac{1}{2}$ cuillère à café de poivre noir fraîchement moulu
- 2 grosses tomates rouges, coupées en morceaux
- 1 boîte (15 onces) de pois chiches, rincés et égouttés
- 2 tasses de concombre pelé et haché
- $\frac{1}{2}$ tasse d'oignon rouge émincé

- $\frac{1}{2}$ tasse de persil plat frais haché grossièrement
- 3/4 livre de crevettes cuites décortiquées, décongelées si congelées
- 4 tasses de laitues mélangées déchirées, comme la scarole et la laitue romaine
- 2 onces de fromage feta, haché

a) Mélanger l'huile, le jus de citron, le vinaigre, l'origan et le poivre dans un grand saladier et mélanger avec une fourchette jusqu'à homogénéité.

b) Ajouter les tomates, les pois chiches, le concombre, l'oignon rouge, le persil, les olives et les crevettes. Remuer pour bien mélanger. Laisser reposer la salade pendant 15 minutes pour laisser le temps aux saveurs de se mélanger.

c) Ajouter les verts et la feta et mélanger à nouveau.

65. Salade de dinde festive

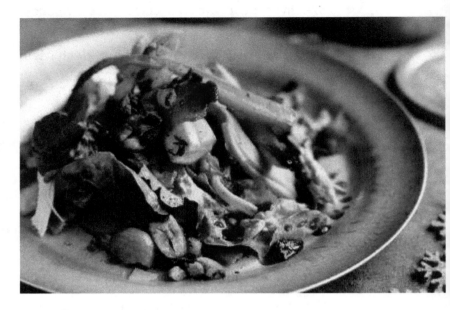

- 1 1/2 tasse de poitrine de dinde cuite hachée

- 1 tasse de céleri en dés

- 3 tasses de délicieuses pommes rouges crues avec la peau

- 1/4 tasse de pacanes hachées grossièrement

- 3 cuillères à soupe. mayonnaise ordinaire

- 1/2 tasse de sauce aux canneberges en gelée

- 1/8 c. paprika

- 1/8 c. moutarde sèche

- 1/8 c. poivre

- 1 cuillère à soupe. le vinaigre

- 2 cuillères à soupe. huile végétale

a) Mélanger les cinq premiers ingrédients dans un grand bol. Bien mélanger. Couvrir et bien refroidir. Servir avec une vinaigrette française aux canneberges.

b) Vinaigrette : Combiner les quatre premiers ingrédients de la vinaigrette dans un petit bol, en remuant avec un fouet métallique jusqu'à consistance lisse.

c) Ajouter graduellement le vinaigre au mélange de canneberges, en alternance avec l'huile, en commençant et en terminant par le vinaigre. Bien mélanger à chaque ajout.

66. Salade d'orge et de crevettes au cari

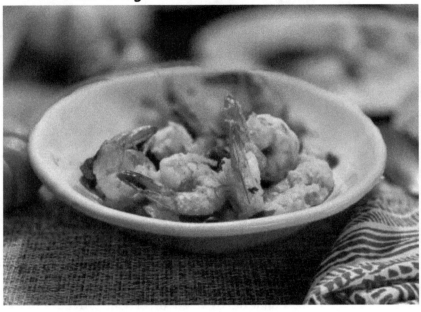

- 1 tasse d'orge
- 1 cuillère à café de curry en poudre
- ½ cuillère à café de curcuma Jus de 4 citrons verts
- 1 cuillère à soupe d'huile végétale
- ½ piment jalapeño, épépiné et haché finement
- 1 gousse d'ail, émincée
- ¼ cuillère à café de sel 1 livre de crevettes cuites, décortiquées et déveinées

- 2 tomates, épépinées et hachées (environ $1\frac{1}{2}$ tasses)
- 1 poivron vert, épépiné et haché
- 1 concombre, pelé, épépiné et haché
- 12 tasses de jeunes pousses
- $\frac{1}{4}$ tasse de basilic frais haché
- 2 onces de fromage de chèvre à pâte molle, émietté

a) Porter 3 tasses d'eau à ébullition dans une grande casserole. Incorporer l'orge, le curry et le curcuma. Couvrir et réduire le feu à doux. Cuire environ 45 minutes ou jusqu'à ce que l'eau soit absorbée et que l'orge soit tendre. Retirer du feu et laisser reposer à découvert pour refroidir légèrement.

b) Pendant ce temps, fouetter ensemble le jus de lime, l'huile, le piment, l'ail et le sel dans un grand bol. Ajouter les crevettes, les tomates, le poivron, le concombre et l'orge. Mélanger pour enrober.

67. Penne à la Norma

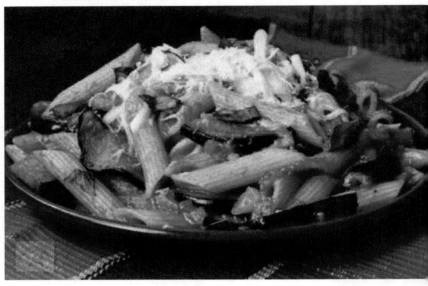

- 1 aubergine, finement tranchée et coupée en quatre

- 1 1/2 cuillère à soupe de sel

- 4 cuillères à soupe d'huile d'olive extra vierge

- 1 tasse de sauce tomate

- 150 g de penne Loprofin

- 1/3 tasse de fromage faible en protéines

- 5 feuilles de basilic frais

a) Faites frire les aubergines dans l'huile d'olive en 2 lots jusqu'à ce qu'elles soient tendres et dorées. Réserver et garder au chaud.

b) Versez la sauce tomate dans une casserole et faites chauffer.

c) Pendant ce temps, faites cuire les Penne Loprofin selon les instructions du paquet, égouttez et réservez une partie de l'eau de cuisson.

d) Ajouter les pâtes dans la sauce tomate chauffée. Si les pâtes sont un peu collantes, les desserrer avec l'eau de cuisson réservée.

e) Transférer dans un plat de service, verser sur toute sauce restante et placer l'aubergine sur le dessus. Râpez le basilic sur le dessus et saupoudrez de fromage à faible teneur en protéines.

68. GASPACHO

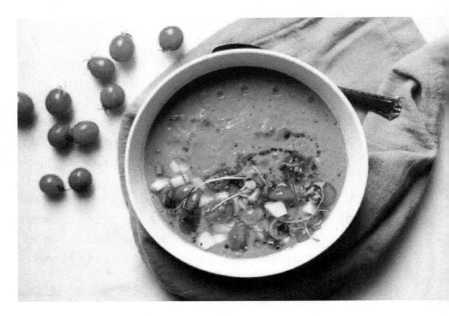

INGRÉDIENTS

- ½ concombre, épépiné et pelé

- 400 g de tomates hachées

- 1 poivron rouge, épépiné et haché

- 2 gousses d'ail, pelées et écrasées

- 1 cuillère à café de cumin en poudre

- 2 cuillères à soupe de vinaigre

- 40g Pain pauvre en protéines, trempé dans l'eau

a) Ajouter tous les ingrédients dans un mélangeur et mélanger jusqu'à consistance lisse.

b) Réfrigérer 20 minutes et servir.

69. CHOU ROUGE BRAISÉ

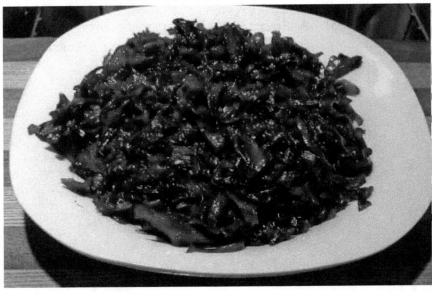

INGRÉDIENTS

- 40g de beurre

- 40g de sucre roux

- ½ chou rouge, tranché finement

- 200g de bouillon de légumes

- 3 cuillères à soupe de vinaigre de cidre

- ½ cuillère à café de cannelle

- 2 pommes, pelées, épépinées et coupées en dés

a) Mettre le beurre et le sucre dans une casserole à feu moyen et remuer jusqu'à ce que le beurre soit fondu et que le sucre soit dissous.

b) Ajouter le chou et faire suer 5 minutes.

c) Verser le bouillon, le vinaigre de cidre et la cannelle, mélanger et cuire 10 minutes.

d) Ajouter les pommes et cuire encore 15 minutes en remuant continuellement, jusqu'à ce que le bouillon ait réduit.

70. SOUPE À L'OIGNON

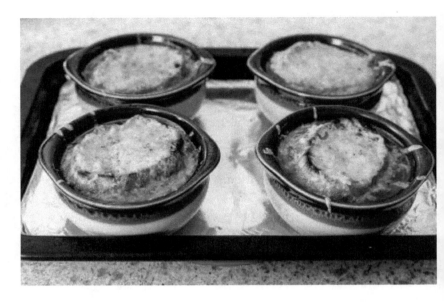

- 30g de beurre

- 20 ml d'huile

- 3 oignons, pelés et tranchés finement

- 2 cuillères à soupe de sucre brun foncé

- 500 ml de bouillon de légumes

- 4 tranches de baguette faible en protéines

- 40g d'arôme cheddar mûr

a) Faites chauffer le beurre et l'huile dans une grande poêle à feu moyen.

b) Ajouter les oignons et cuire environ 10 minutes jusqu'à ce qu'ils ramollissent.

c) Ajouter le sucre aux oignons et remuer pendant environ 5 à 10 minutes jusqu'à ce qu'ils soient brun foncé. Cela va caraméliser les oignons.

d) Ajouter le bouillon de légumes et laisser mijoter 15-20 minutes.

e) Versez la soupe dans un bol allant au four et placez les tranches de baguette sur le dessus pour couvrir. Garnir avec le fromage

f) Passer sous le grill à feu vif, jusqu'à ce que le fromage soit fondu.

71. Poulet avec salsa avocat-orange

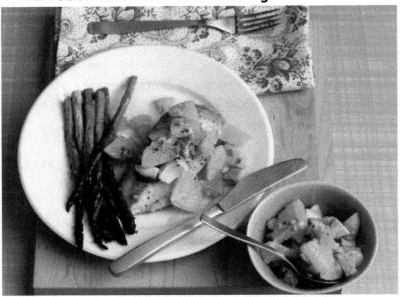

- 4 demi-poitrines de poulet désossées et sans peau (1½ livre)
- 4 tasses d'eau
- ½ cuillère à café + 1/8 cuillère à café de sel
- 1 tasse de mandarines emballées dans de l'eau ou dans leur propre jus
- 4 radis, tranchés finement
- ¼ tasse de basilic frais haché + supplémentaire pour la garniture

a) Dans une grande casserole, mélanger le poulet, l'eau et ½ cuillère à café de sel.

Couvrir et porter à ébullition douce à feu vif. Baisser le feu et laisser mijoter pendant 15 minutes, ou jusqu'à ce qu'un thermomètre inséré dans la partie la plus épaisse indique 165 °F.

b) Placer les quartiers de mandarine dans un bol. Ajouter l'avocat, les radis, le basilic et le 1/8 cuillère à café de sel restant. Remuer doucement pour mélanger.

c) Égoutter les poitrines de poulet en éliminant le liquide. Laisser refroidir 5 minutes, puis couper transversalement en $\frac{1}{2}$?? tranches. Répartir le mélange d'oranges dans 4 assiettes et ajouter un quart des tranches de poulet dans chacune, en arrosant le poulet du jus du mélange d'oranges. Garnir de feuilles de basilic, si désiré.

72. Sauté de poulet et de légumes

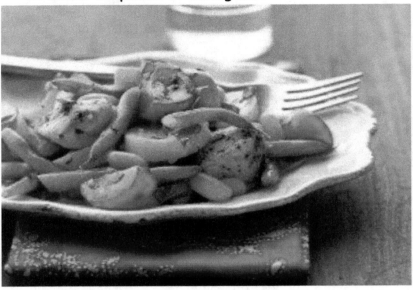

- 1 oeuf
- 1 cuillère à soupe d'eau
- $\frac{1}{4}$ tasse de graines de lin moulues
- $\frac{1}{4}$ tasse de farine tout usage
- $\frac{1}{2}$ cuillère à café de sel
- 4 poitrines de poulet désossées et sans peau
- 1 oignon, coupé en $\frac{1}{2}$?? cales
- 1 courgette, coupée en deux sur la longueur et tranchée
- 2 tasses de tomates raisins, coupées en deux
- 1 cuillère à café de basilic séché
- 2 tasses de couscous de blé entier cuit

a) Placer l'œuf et l'eau dans un plat peu profond et fouetter pour combiner. Mélanger les graines de lin, la farine et le sel dans un autre plat peu profond. Tremper le poulet dans le mélange d'œufs, puis dans le mélange de graines de lin. Placer le poulet sur la plaque préparée. Cuire au four, en retournant une fois, pendant 15 minutes, ou jusqu'à ce qu'un thermomètre inséré au centre atteigne 160°F.

b) Pendant ce temps, vaporiser une grande poêle antiadhésive d'un enduit à cuisson et chauffer l'huile à feu moyen-vif. Ajouter l'oignon et la courgette et cuire, en remuant, pendant 5 minutes, ou jusqu'à ce qu'ils soient bien dorés. Ajouter les tomates et le basilic et cuire pendant 3 minutes, ou jusqu'à ce qu'ils soient tendres. Retirer du feu. Presser le citron sur le mélange de tomates et mélanger pour enrober.

73. Poulet à l'orange et brocoli

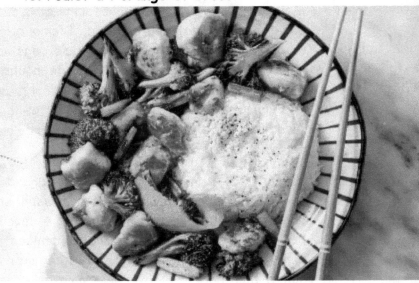

- 2 bouquets de brocoli
- $\frac{1}{2}$ tasse de jus d'orange
- 2 cuillères à soupe de sauce soja à teneur réduite en sodium
- 2 cuillères à café de fécule de maïs
- 2 cuillères à soupe de marmelade d'orange
- $1\frac{1}{4}$ livres de filets de poulet
- 3 oignons verts, tranchés
- 3 grosses gousses d'ail, émincées
- 1 cuillère à soupe de gingembre frais haché
- Pincée de flocons de piment rouge
- 1/3 tasse de bouillon de poulet à teneur réduite en sodium

- 1 poivron rouge, tranché finement

a) Mélanger le jus d'orange, la sauce soja, la fécule de maïs et la marmelade d'orange dans un petit bol. Remuer jusqu'à homogénéité.

b) chauffer l'huile à feu moyen-élevé. Ajouter le poulet et cuire, en remuant fréquemment, pendant 2 à 3 minutes, ou jusqu'à ce qu'il soit bien cuit. Ajouter les oignons verts, l'ail, le gingembre et les flocons de poivron rouge et remuer pour combiner.

c) Ajouter le bouillon et le brocoli au mélange dans le wok et réduire le feu à moyen. Couvrir et cuire 2 minutes. Mélanger la sauce et ajouter au wok avec le poulet. Cuire en remuant constamment pendant 1 à 2 minutes.

74. Poulet et riz à la sichuanaise

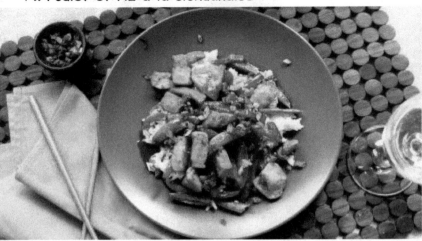

- 1 cuillère à café d'ail émincé
- 1 cuillère à café de gingembre frais râpé
- ½ cuillère à café d'assaisonnement citron-poivre
- ½ cuillère à café de graines de fenouil concassées
- Pincée de clous de girofle moulus
- 1 livre de filets de poulet
- 12 onces de bok choy
- ¼ tasse de bouillon de poulet
- 1 cuillère à soupe de sauce soja à teneur réduite en sodium
- 2 2/3 tasses de riz brun cuit

a) Mélanger l'ail, le gingembre, l'assaisonnement citron-poivre, les graines de fenouil et les clous de girofle dans un grand bol. Ajouter le poulet.

b) Ajouter l'huile dans la poêle et agiter pour enrober la poêle. Placer les morceaux de poulet dans la poêle pour qu'ils soient séparés. Cuire 1 à 2 minutes, ou jusqu'à ce que le poulet commence à dorer sur le fond. Retourner et cuire encore 1 minute, jusqu'à ce qu'ils soient dorés.

c) Réduire le feu à moyen. Ajouter le bok choy. Cuire en remuant pendant environ 2 minutes, ou jusqu'à ce que les feuilles de bok choy se fanent. Ajouter le bouillon et la sauce soja. Porter presque à ébullition. Baisser le feu et laisser mijoter 2 minutes.

75. Poulet aux poires et noix

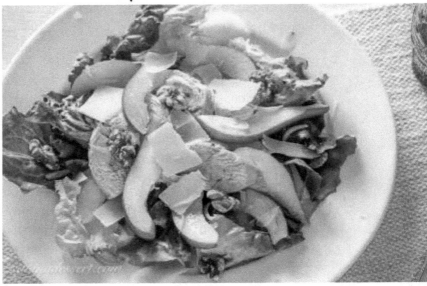

- 2 cuillères à soupe de farine tout usage
- ½ cuillère à café de sel
- ¼ cuillère à café de poivre noir fraîchement moulu
- 2 grosses poitrines de poulet désossées et sans peau
- 2 cuillères à soupe d'huile de canola
- 1 gros oignon, coupé en quartiers
- 2 poires moyennes, coupées en deux, épépinées et tranchées
- 1 sac (6 onces) de bébés épinards
- ½ tasse de cidre de pomme ou de jus de pomme

- $1\frac{1}{2}$ cuillères à café de feuilles de thym frais
- $\frac{1}{2}$ tasse de fromage bleu allégé en gras émietté

a) Mélanger la farine, le sel et le poivre dans une assiette creuse. Tremper le poulet dans le mélange et réserver.

b) Chauffer 1 cuillère à soupe d'huile dans une grande poêle antiadhésive à feu moyen. Ajouter l'oignon et cuire 5 minutes ou jusqu'à ce qu'il soit légèrement doré. Ajouter les poires et cuire pendant 3 minutes, ou jusqu'à ce qu'elles soient légèrement dorées. Ajouter les épinards et cuire 1 minute ou jusqu'à ce qu'ils ramollissent. Placer le mélange sur une assiette de service.

c) Cuire le poulet, en le retournant une fois, pendant 6 à 8 minutes, ou jusqu'à ce qu'il soit doré. Ajouter le cidre et le thym et porter à ébullition.

d) Placer le poulet sur le mélange d'épinards, arroser avec le mélange de cidre et saupoudrer de fromage et de noix.

76. Poulet mexicain aux graines de citrouille

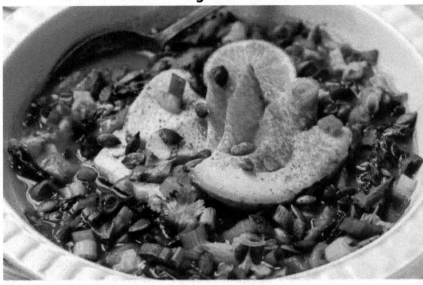

- 2 cuillères à café d'huile de canola
- ½ oignon, haché
- ½ poivron rouge, haché
- 1 cuillère à café de cumin moulu
- 1 cuillère à café d'origan frais haché
- ¼ cuillère à café de sel
- 1 cuillère à soupe de farine
- ¼ cuillère à café de poivre noir fraîchement moulu
- 1 tasse de bouillon de poulet à teneur réduite en sodium
- 1 livre de filets de poulet

- 3 tasses de riz sauvage cuit Coriandre fraîche pour la garniture (facultatif)

a) Chauffer l'huile dans une grande poêle antiadhésive à feu moyen-vif. Ajouter l'oignon, le poivron, le cumin, l'origan et le sel. Remuer pour mélanger. Couvrir et cuire à feu moyen, en remuant de temps en temps, pendant 3 minutes, ou jusqu'à ce que les légumes aient ramolli.

b) Ajouter la farine et le poivre noir. Remuer pour que la farine enrobe bien les légumes. Ajouter le bouillon et cuire, en remuant constamment, pendant 2 minutes ou jusqu'à épaississement. Ajouter le poulet. Couvrir et laisser mijoter pendant 10 minutes ou jusqu'à ce que le poulet soit bien cuit. Ajouter les graines de citrouille et incorporer à la sauce.

77. Poulet au citron cuit au four

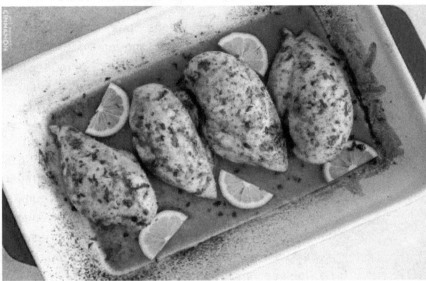

- 1 cuillère à soupe d'huile d'olive extra vierge
- Zeste râpé et jus d'1 citron
- 1 cuillère à soupe d'ail émincé
- 1 cuillère à café d'origan séché
- ¼ cuillère à café de sel
- 3/4 cuillère à café de poivre noir moulu
- 3/4 cuillère à café de paprika
- 4 cuisses ou cuisses de poulet sans peau,
- 1 poivron rouge moyen
- 1 poivron orange moyen
- 2 pommes de terre Yukon Gold moyennes
- 1 oignon rouge moyen, coupé en 8 quartiers

- Menthe ou persil frais haché

a) Ajouter l'huile, le zeste de citron, le jus de citron, l'ail, l'origan, le sel, le poivre noir et le paprika.

b) Placer le poulet d'un côté de la poêle et les poivrons, les pommes de terre et l'oignon de l'autre. Mélanger pour enrober d'assaisonnements.

c) Rôtir pendant 20 minutes. Retournez le poulet et remuez les légumes. Rôtir encore 20 à 25 minutes

d) Disposer le poulet et les légumes sur des assiettes de service et répartir 10 olives sur chaque portion. Garnir

78. Poulet au parmesan

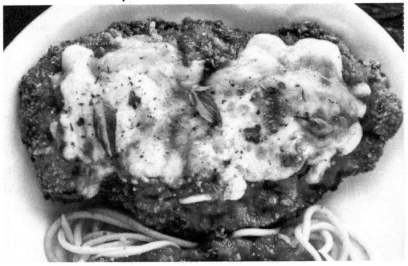

- 1 oeuf
- 1 cuillère à soupe d'eau
- ¼ tasse de chapelure de blé entier
- ½ cuillère à café d'assaisonnement italien
- 4 escalopes de poulet (environ 3 onces chacune)
- 2 tasses de sauce marinara préparée
- ¼ tasse de mozzarella partiellement écrémé

a) Préchauffer le four à 425 °F. Enduire une plaque de cuisson avec un vaporisateur de cuisson.

b) Battre l'œuf avec l'eau dans une assiette creuse. Mélanger les pignons de pin, la chapelure et l'assaisonnement dans un autre plat peu profond. Tremper le poulet dans l'œuf puis dans le mélange de noix. Placer le poulet sur la plaque à pâtisserie préparée.

c) Cuire au four pendant 10 minutes. Retourner le poulet et garnir chacun d'une demi-tasse de sauce marinara et d'un peu de fromage. Cuire au four de 5 à 10 minutes de plus ou jusqu'à ce que le fromage soit fondu et que le poulet soit bien cuit.

79. Roulade de poulet farci

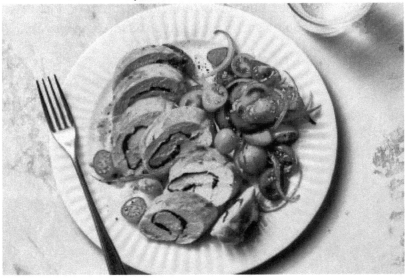

- 4 onces de spaghetti multigrains, cuits
- ¼ tasse d'oignon finement haché
- 1 gousse d'ail, émincée
- cuillère à café de flocons de piment rouge
- 2 cuillères à café d'huile d'olive
- tasse râpé
- parmesan
- 1 paquet d'épinards hachés surgelés
- 4 escalopes de poitrine de poulet, pilées
- 2 cuillères à soupe de tomates séchées hachées
- ½ tasse de bouillon de poulet faible en sodium

a) cuire l'oignon, l'ail et les flocons de piment dans 1 cuillère à café d'huile pendant 30 secondes. Mélanger le mélange d'oignons, le parmesan et les épinards dans un petit bol.

b) Étendre des quantités égales du mélange de tomates et d'épinards sur les escalopes. Rouler soigneusement chaque escalope.

c) Ajouter le reste d'huile dans la poêle et mettre à feu moyen. Ajouter le poulet et cuire environ 10 minutes. Ajouter le bouillon. Couvrir et cuire à feu doux environ 7 minutes.

d) Faire bouillir le reste du jus dans la poêle pendant environ 5 minutes, ou jusqu'à ce qu'il soit réduit de moitié. Mélanger les pâtes et les noix dans le jus de cuisson.

80. Chili piquant à la dinde

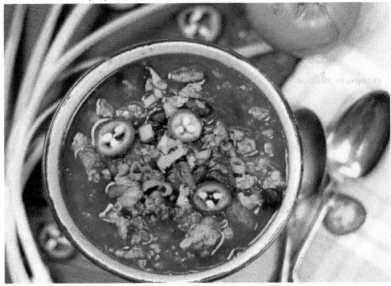

- 2 livres de poitrine de dinde hachée maigre
- 1 gros oignon, haché
- 2 poivrons rouges ou jaunes, hachés
- 4 grosses gousses d'ail, émincées
- 3 cuillères à soupe de concentré de tomate
- 2 cuillères à soupe de poudre de chili
- 1 cuillère à soupe de cumin moulu
- 1 cuillère à café d'origan séché
- 1 cuillère à café de sel
- 1 grosse patate douce
- 1 boîte (28 onces) de tomates en dés
- 1 boîte (14 onces) de bouillon de poulet

- 2 boîtes de haricots mélangés
- 1 courgette, hachée

a) Cuire la dinde, l'oignon et les poivrons, en remuant fréquemment, pendant 8 minutes. Ajouter l'ail, la pâte de tomate, la poudre de chili, le cumin, l'origan et le sel. Cuire en remuant constamment pendant 1 minute.

b) Ajouter la patate douce, les tomates en dés, le bouillon de poulet et les piments, si vous en utilisez. Porter à ébullition.

c) Incorporer les haricots et les courgettes. Remettre à mijoter. Couvrir et laisser mijoter 30 minutes de plus, en remuant de temps en temps, ou jusqu'à ce que les saveurs soient bien mélangées et que les légumes soient tendres.

POISSONS ET FRUITS DE MER

81. Saumon aux pois mange-tout

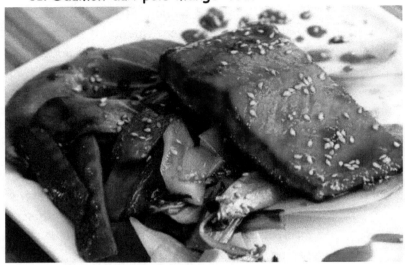

- 4 filets de saumon sans peau
- 1 cuillère à café de gingembre frais râpé
- 1 gousse d'ail, émincée
- 1 cuillère à soupe de jus de citron vert fraîchement pressé
- 2 cuillères à café de sauce soja à teneur réduite en sodium
- 1 cuillère à café d'huile de sésame grillé
- 2 oignons verts, tranchés finement
- 1 livre de pois mange-tout, parés

a) Frotter les filets avec le gingembre et l'ail. Enduire un panier vapeur d'aérosol de cuisson et disposer les filets dans le panier.

b) Porter 2 d'eau à ébullition dans une casserole. Placez le panier vapeur dans la casserole et couvrez. Cuire 8 minutes.

c) Pendant ce temps, fouetter ensemble le jus de citron vert, la sauce soja, l'huile de sésame et les oignons verts dans un petit bol. Mettre de côté.

d) Après que le saumon ait cuit pendant 8 minutes, garnir de pois mange-tout et couvrir. Cuire environ 4 minutes de plus, ou jusqu'à ce que le saumon soit opaque et que les pois mange-tout soient tendres et croquants.

e) Faire un lit de pois mange-tout dans 4 assiettes, garnir de saumon, répartir le quart des olives sur chaque portion et arroser de la sauce réservée.

82. Sole Farcie aux Courgettes

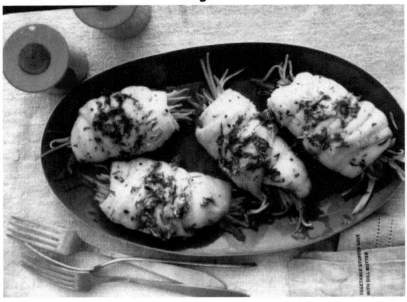

- 2 cuillères à café d'huile d'olive extra vierge
- 1 tasse de courgettes tranchées finement
- 1 gousse d'ail, hachée
- 1 cuillère à café sel & poivre
- 1 livre de filets de sole
- $\frac{1}{4}$ tasse de vin blanc sec, ou
- 2 cuillères à soupe de bouillon de légumes
- 1 cuillère à soupe de beurre
- $\frac{1}{2}$ cuillère à café de zeste et jus de citron
- 1 cuillère à café de persil frais finement haché

a) Ajouter les courgettes et l'ail à l'huile. Remuer constamment pendant 2 à 3 minutes. Assaisonnez avec du sel et du poivre.

b) Placer chaque filet sur une surface plane et étaler uniformément $\frac{1}{4}$ du mélange de courge sur le dessus, en laissant un $\frac{1}{2}$?? marge aux deux extrémités. Rouler le filet dans un cylindre et fixer avec une pique en bois.

c) Ajouter la cuillère à café d'huile restante dans la poêle et placer sur feu moyen. Ajouter les rouleaux de poisson, couture vers le haut. Cuire 2 minutes. Ajouter le mélange de bouillon de vin ou de jus de citron. Réduire le feu à moyen-doux, couvrir et cuire 5 minutes de plus, ou jusqu'à ce que le poisson se défasse facilement à la fourchette.

83. Flet Rôti aux Artichauts

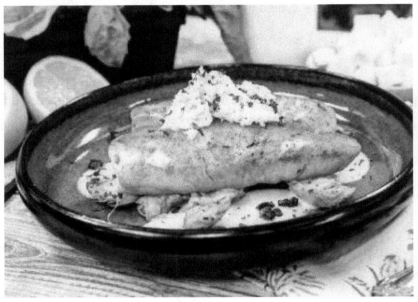

- 2 gros oignons rouges, coupés en $\frac{1}{4}$?? cales
- 1 paquet de coeurs d'artichauts
- 1 tasse de petites tomates cerises ou raisins
- 2 cuillères à soupe de persil haché
- 1 cuillère à café de zeste d'orange fraîchement râpé
- 1 gousse d'ail, émincée
- 4 filets de plie sans peau

a) Mélanger les oignons et l'huile dans un plat allant au four de 13 "x 9". Mélanger puis étaler en une couche uniforme.

b) Rôtir les oignons pendant environ 35 minutes, ou jusqu'à ce qu'ils soient très tendres. Retirer du four et incorporer les artichauts et les tomates.

c) Mélanger le persil, le zeste d'orange et l'ail dans un petit bol. Mettre de côté.

d) Augmenter la température du four à 450 °F. Poussez les légumes d'un côté du plat et ajoutez le flet, en le disposant uniformément dans la casserole. Répartir les légumes sur le poisson et saupoudrer du mélange de persil.

e) Remettre le plat de cuisson au four et rôtir jusqu'à ce que le poisson s'émiette facilement à la fourchette

84. Cabillaud Rôti au Fenouil

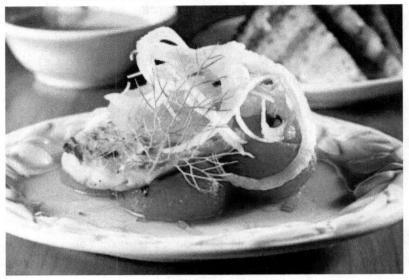

- 1½ livre de filets de cabillaud, coupés en 4 portions
- 2 bouquets de fenouil (3/4 livre), parés, coupés en deux et tranchés très finement sur la largeur
- 2 cuillères à soupe de feuilles de fenouil hachées
- 1/3 tasse d'olives kalamata dénoyautées, coupées en deux
- 1 tasse de feuilles de persil frais entières, tiges enlevées
- 1½ cuillères à café de jus de citron
- 1½ cuillères à café d'huile d'olive
- 1/8 cuillère à café de sel

a) Préchauffer le four à 400°F. Vaporiser une poêle allant au four d'un enduit à cuisson.

b) Déposer 1 cuillère à soupe de pesto sur chaque filet. Disposer dans la poêle préparée avec un espace entre les deux. Rôtir pendant 9 minutes ou jusqu'à ce que le poisson se défasse facilement. Retirer du four.

c) Pendant ce temps, mélanger le fenouil tranché et les feuilles, les olives, le persil, le jus de citron, l'huile et le sel dans un grand bol. Remuer pour mélanger.

d) Répartir la salade dans 4 assiettes et garnir chacune de poisson.

85. Tilapia Vapeur au Pesto

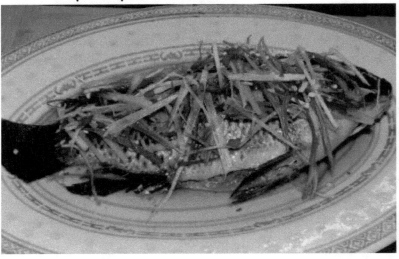

- 6 tasses de bébés épinards
- 1 poivron rouge, tranché finement
- 4 filets de tilapia
- $\frac{1}{2}$ cuillère à café de sel
- $\frac{1}{4}$ cuillère à café de poivre noir fraîchement moulu

a) Préchauffer le four à 450 °F. Enduire un côté de quatre feuilles de papier d'aluminium de 12 "x 20" d'aérosol de cuisson.

b) Garnir la moitié de chaque feuille d'aluminium de $1\frac{1}{2}$ tasse d'épinards, un quart du poivron et 1 filet de tilapia. Saupoudrer de sel et de poivre noir. Replier l'autre moitié de chaque feuille d'aluminium sur la garniture et sertir les bords pour faire un joint étanche.

c) Disposer les paquets sur une grande plaque à pâtisserie. Cuire au four de 10 à 12 minutes, ou jusqu'à ce que les sachets soient gonflés. Transférer chaque paquet dans une assiette de service. Fendez soigneusement le haut de chacun pour permettre à la vapeur de s'échapper. Au bout d'une minute, retirez le papier d'aluminium pour révéler le poisson. Assurez-vous que le poisson s'écaille facilement lorsqu'il est testé avec une fourchette.

d) Garnir chaque portion avec 1 cuillère à soupe de pesto avant de servir.

86. Crevettes à l'ail

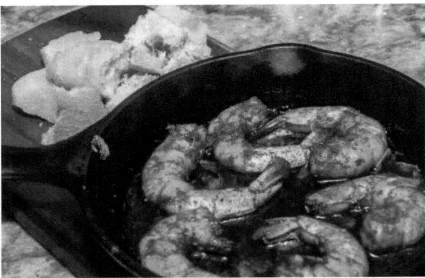

- 2 poivrons rouges, coupés en fines lanières
- ½ concombre sans pépins
- ¼ cuillère à café de sel
- 4 grosses gousses d'ail, émincées
- 1 livre de crevettes décortiquées et déveinées
- 1 cuillère à soupe de paprika fumé
- ½ cuillère à café de poivre noir fraîchement moulu
- 2 cuillères à soupe de jus de citron

a) Ajouter les poivrons à l'huile, couvrir et cuire, en remuant souvent, pendant environ 5 minutes, ou jusqu'à ce qu'ils soient tendres.

Ajouter le concombre et 1/8 cuillère à café de sel, couvrir et cuire, en remuant souvent, pendant 3 minutes, ou jusqu'à ce qu'il soit tendre et translucide. Transférer les légumes dans un plat de service. Couvrir pour garder au chaud.

b) Mélanger l'ail et les 3 cuillères à soupe d'huile restantes dans la même poêle à feu moyen. Cuire, en remuant, pendant environ 1 minute, ou jusqu'à ce que ce soit parfumé.

c) Incorporer les crevettes et saupoudrer de paprika, de poivre noir et du 1/8 cuillère à thé de sel restant. Cuire en remuant souvent pendant 5 à 7 minutes.

d) Ajouter le sherry, si utilisé, et le jus de citron. Cuire en remuant pendant 1 minute ou jusqu'à ce que le jus de cuisson bouillonne et épaississe. Servir les crevettes sur les légumes.

87. Pétoncles à la jamaïcaine

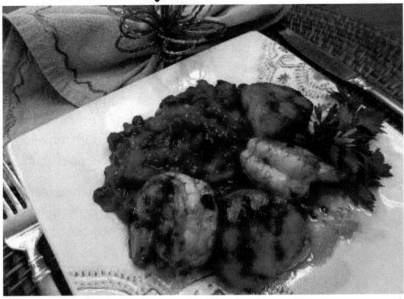

- 16 coquilles Saint-Jacques
- 1 cuillère à café d'assaisonnement jerk des Caraïbes
- 1 boîte de haricots noirs sans sel ajouté
- 1 tomate
- 1 mangue, pelée et coupée en cubes
- ½ oignon rouge, haché finement
- 1 petit piment jalapeño
- 2 cuillères à soupe de jus de citron vert
- 2 cuillères à soupe d'huile de canola
- 1 cuillère à soupe de coriandre hachée
- ¼ cuillère à café de cumin moulu

- 1/8 cuillère à café de sel et de poivre noir
- 4 quartiers de lime

a) Mélanger les haricots, la tomate, le poivron, la mangue, l'oignon, le piment jalapeño, le jus de lime, 1 cuillère à soupe d'huile de canola, la coriandre, le cumin, le sel et le poivre au goût dans un bol moyen, en mélangeant bien. Laisser reposer pour mélanger les saveurs.

b) Pendant ce temps, chauffer une poêle à feu moyen-élevé. Ajouter la cuillère à soupe d'huile restante et chauffer pendant 1 minute. Ajouter les pétoncles dans la poêle. Cuire 1 à 2 minutes de chaque côté, jusqu'à ce qu'ils soient bien dorés et opaques au centre. Retirer dans une assiette.

88. Linguine au citron et pétoncles

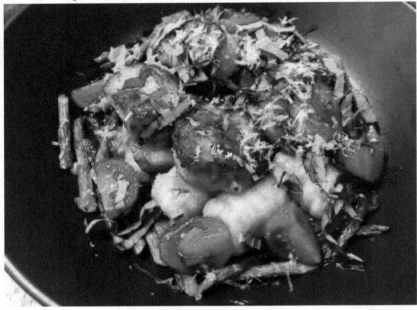

- 1 botte d'asperges
- 8 onces de linguine multigrains
- 16 coquilles Saint-Jacques
- $\frac{1}{4}$ cuillère à café de sel
- 2 cuillères à café d'huile d'olive
- 2 cuillères à soupe de jus de citron

a) Porter 3 litres d'eau à ébullition dans une grande casserole. Ajouter les asperges et cuire pendant 1 minute, ou jusqu'à ce qu'elles soient vertes et croquantes. Retirer avec des pinces, rincer à l'eau froide et réserver.

b) Dans la même casserole, cuire les linguines environ 10 minutes, ou jusqu'à ce qu'elles soient al dente.

c) Pendant ce temps, assaisonnez les pétoncles avec du poivre au goût et 1/8 cuillère à café de sel. Chauffer une grande poêle à feu moyen-élevé. Ajouter l'huile dans la poêle. Cuire les pétoncles 1 à 2 minutes de chaque côté, jusqu'à ce qu'ils soient bien dorés et opaques au centre. Retirer et mettre de côté.

d) Dans la même poêle, mélanger le jus de citron, le zeste de citron, $\frac{1}{4}$ tasse d'eau et le 1/8 cuillère à café de sel restant.

e) Égoutter les pâtes et mélanger avec le mélange d'asperges, de basilic haché, de noix et de jus de citron.

VÉGÉTARIEN

89. Sauté de tofu

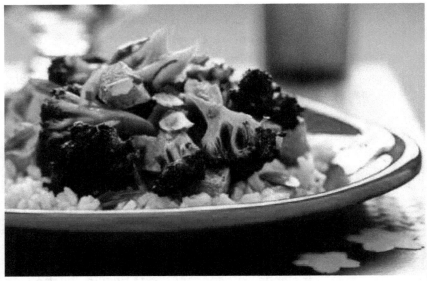

- 1 paquet (16 onces) de tofu ferme
- 4 tasses de fleurons de brocoli
- 2 cuillères à café d'huile de sésame
- 2 cuillères à café d'huile de canola
- 1 botte d'oignons verts, tranchés finement
- 1 cuillère à soupe d'ail émincé
- 1 petit piment jalapeño, coupé en deux, épépiné et haché finement (portez des gants en plastique lors de la manipulation)
- $3\frac{1}{2}$ cuillères à café de sauce soja

a) Pendant que le tofu s'égoutte, cuire légèrement le brocoli à la vapeur pendant environ 5 minutes, ou jusqu'à ce qu'il soit tendre et croustillant. Mettre de côté.

b) Vaporiser un wok ou une grande poêle d'un enduit à cuisson. Mettre à feu vif pendant 1 minute. Ajouter 1 cuillère à café de chaque huile. Lorsqu'il est chaud, ajouter le tofu et cuire environ 5 minutes, en remuant constamment, jusqu'à ce qu'il soit doré. Transférer dans un bol peu profond.

c) Ajoutez les 2 cuillères à café d'huile restantes dans le wok, puis les oignons verts, l'ail, le poivre et le brocoli. Faire sauter à feu moyen-vif pendant 2 minutes. Incorporer la sauce soja, les amandes et le tofu. Mélanger doucement pour combiner.

90. Tofu au curry de noix de coco

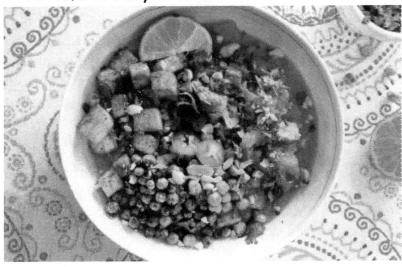

- 1 tasse de riz basmati brun, cuit
- 1 paquet de tofu ferme, pressé
- 1 cuillère à soupe d'huile de canola
- ½ cuillère à café de sel
- 1 gros oignon, coupé en deux et tranché finement
- 1 à 2 cuillères à soupe de pâte de curry rouge
- ½ cuillère à café de curry en poudre
- 4 tasses de fleurons de brocoli
- 1 tasse de lait de coco léger
- 3/4 tasse de bouillon de légumes à teneur réduite en sodium
- 1 tasse de pois verts surgelés

- 1 grosse tomate, coupée en morceaux de 3/4 po
- 2 cuillères à soupe de jus de citron vert

a) Chauffer l'huile dans une grande poêle antiadhésive à feu moyen-vif. Ajouter le tofu et cuire, en retournant une fois, pendant 6 à 8 minutes, ou jusqu'à ce qu'il soit doré. Saupoudrer de $\frac{1}{4}$ de cuillère à café de sel.

b) Ajouter l'oignon dans la poêle. Incorporer 1 cuillère à soupe de pâte de curry, la poudre de curry et le $\frac{1}{4}$ de cuillère à café de sel restant. Ajouter le brocoli, le lait de coco, le bouillon et les petits pois. Porter à ébullition.

c) Incorporer la tomate, le jus de lime et le tofu réservé. Laisser mijoter, en remuant de temps en temps, pendant 2 à 3 minutes, ou jusqu'à ce que le tofu soit chaud. Servir sur le riz. Saupoudrer de noix de macadamia.

91. Curry de lentilles et chou-fleur

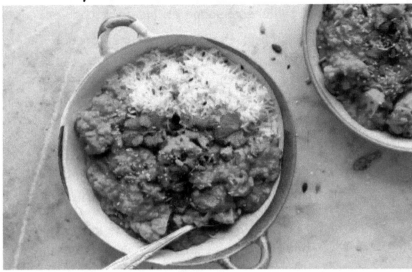

- 3 cuillères à café d'huile de canola
- 4 tasses de fleurons de chou-fleur
- ½ tasse d'oignon haché
- ½ tasse de carottes hachées
- 1 tasse de lentilles brunes séchées
- 2 cuillères à café d'ail émincé
- 1 cuillère à café de curry en poudre
- 1½ tasse de bouillon de légumes à teneur réduite en sodium
- ¼ cuillère à café de sel
- ½ tasse de yogourt nature sans gras
- Feuilles de coriandre fraîche

a) Chauffer une grande poêle profonde à feu moyen-élevé. Ajouter 2 cuillères à café d'huile. Chauffer pendant 1 minute. Ajouter le chou-fleur.

b) Remettre la poêle à feu moyen. Ajouter le reste 1 cuillère à café d'huile et l'oignon et la carotte. Cuire en remuant pendant 3 minutes ou jusqu'à ce que les légumes commencent à ramollir. Incorporer les lentilles, l'ail et la poudre de cari. Cuire en remuant pendant 3 minutes pour enrober les lentilles avec les assaisonnements. Ajouter le bouillon. Porter presque à ébullition. Couvrir partiellement la casserole et réduire le feu. Laisser mijoter environ 20 minutes ou jusqu'à ce que les lentilles soient presque tendres.

c) Ajouter le chou-fleur dans la poêle.

92. Picadillo végétarien aux noix de cajou

- 1 cuillère à soupe d'huile d'olive
- 1 gros oignon, haché
- 3 gousses d'ail, hachées
- 8 onces de burger sans viande émietté
- 1½ cuillères à café de cumin moulu
- ??½ cuillère à café de flocons de piment rouge
- ½ cuillère à café de sel
- 1½ livre de tomates prunes
- 3/4 tasse de haricots noirs en conserve
- 2 cuillères à soupe de raisins secs
- 2 cuillères à soupe d'olives noires hachées

a) Faire griller les noix de cajou dans une grande poêle profonde à feu moyen, en remuant souvent, pendant environ 3 minutes.

b) Chauffer l'huile dans la même poêle à feu moyen-élevé. Ajouter l'oignon et l'ail et cuire, en remuant souvent, pendant environ 4 minutes, ou jusqu'à ce qu'ils soient tendres. Incorporer les crumbles, le cumin, les flocons de poivron rouge et le sel. Cuire et remuer pendant 30 secondes.

c) Ajouter les tomates et bien mélanger en raclant le fond de la poêle.

d) Réduire le feu au minimum. Incorporer les haricots et les raisins secs. Couvrir et cuire pendant 5 minutes, ou jusqu'à ce que le tout soit chaud et que les tomates soient cuites. Ajouter les olives et les noix de cajou grillées.

93. Nouilles soba avec sauce aux arachides

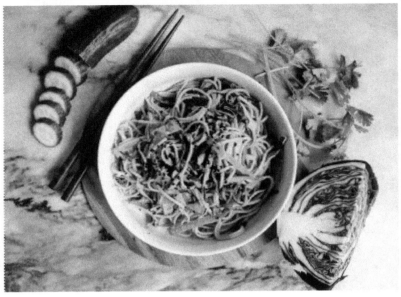

- tasse d'eau
- 1 cuillère à soupe de miel
- 3 cuillères à soupe de vinaigre de riz
- 2 cuillères à soupe de sauce soja à teneur réduite en sodium
- 1 cuillère à café de gingembre frais râpé
- 1 cuillère à soupe d'huile de sésame
- 1/8 cuillère à café de flocons de piment rouge broyés
- 8 onces de nouilles soba ou de blé entier
- 3 carottes, coupées en petits bâtonnets
- 2 oignons verts, hachés

a) Mélanger le beurre d'arachide, l'eau, le miel, le vinaigre, la sauce soja, le gingembre, l'huile et les flocons de piment dans une petite casserole à feu moyen-vif. Porter à ébullition et cuire, en remuant constamment, pendant 1 minute. Mettre de côté.

b) Porter une casserole d'eau à ébullition. Ajouter les nouilles et remettre à ébullition. Cuire les nouilles pendant 4 minutes, puis incorporer les carottes. Cuire 2 minutes de plus ou jusqu'à ce que les carottes soient tendres et croustillantes. Égoutter les nouilles et les carottes et transférer dans un grand bol.

c) Mélanger les nouilles et les carottes avec les oignons verts et la sauce aux arachides. Sers immédiatement.

94. Fusilli aux Champignons et Blettes

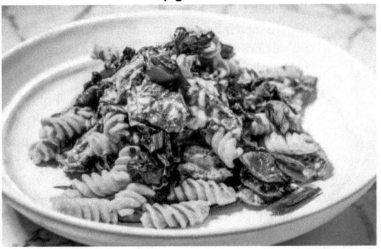

- 8 onces de pâtes fusilli, cuites
- 12 onces de burgers sans viande émiettés
- 4 grosses échalotes
- 1 gros bouquet de blettes vertes, parées
- 10 onces de shiitake ou de champignons bruns
- $\frac{1}{4}$ cuillère à café de sel
- $\frac{1}{4}$ cuillère à café de poivre noir moulu
- 2 cuillères à soupe de persil frais haché
- 1/3 tasse de parmesan râpé

a) Pendant ce temps, dans une grande poêle, chauffer 3 cuillères à soupe d'huile à feu moyen et cuire les burgers émiettés jusqu'à ce qu'ils soient décongelés et bien chauds. Transférer dans une assiette et réserver au chaud. Ajouter les 3 cuillères à soupe d'huile restantes dans la poêle. Ajouter les échalotes. Ajouter les tiges de blettes. Cuire environ 4 minutes, en remuant souvent, jusqu'à ce qu'ils ramollissent. Ajouter les champignons, le sel et le poivre. Cuire 2 à 3 minutes.

b) Incorporer le persil et les feuilles de bette et cuire 1 minute de plus.

c) Égoutter les pâtes en réservant 1/3 tasse d'eau de cuisson. Remettre les pâtes et l'eau réservée dans la casserole. Ajouter le mélange de blettes, les miettes de burger et le fromage. Bien mélanger et servir immédiatement.

95. Poivrons farcis à la mexicaine

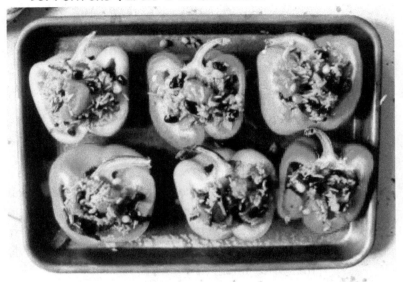

- 1 piment jalapeño
- 2 grosses gousses d'ail
- 1 boîte de tomates étuvées
- ¼ tasse de bouillon de légumes ou d'eau
- 2 cuillères à soupe de poudre de chili
- 2 tasses de riz brun cuit
- 3/4 tasse de grains de maïs surgelés
- 2 tomates italiennes, hachées
- ½ oignon, haché
- 2 blancs d'oeufs
- ¼ cuillère à café de sel
- 4 gros piments poblano

- 3/4 tasse de fromage Monterey Jack râpé

a) Mélanger le piment jalapeño, l'ail, les tomates étuvées avec du jus, du bouillon ou de l'eau et 1 cuillère à soupe plus 2 cuillères à café de poudre de chili dans le bol d'un robot culinaire

b) Mélanger le riz, le maïs, les tomates italiennes, l'oignon, les blancs d'œufs, le sel, les noix grillées et 1 cuillère à café de poudre de chili restante dans un bol moyen. Couper en deux les poivrons poblano ou Cubanelle dans le sens de la longueur et retirer les tiges et les graines. Déposer environ $\frac{1}{2}$ tasse de farce dans chaque poivron

c) Couvrir le plat de papier d'aluminium et cuire au four pendant 40 à 45 minutes, ou jusqu'à ce que les poivrons soient tendres.

96. Casserole de Gnocchis

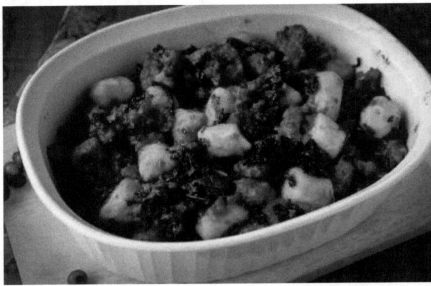

- 3/4 tasse de fromage ricotta partiellement écrémé
- $\frac{1}{4}$ tasse de basilic frais, tranché finement
- $\frac{1}{2}$ tasse de mozzarella allégée râpée
- 2 cuillères à soupe de parmesan râpé
- 1 œuf, légèrement battu
- 3 tasses de sauce marinara préparée
- 1 paquet (16 onces) de gnocchis de pommes de terre
- 2 tasses de feuilles d'épinards, tranchées finement

a) Mélanger la ricotta, le basilic, les amandes, $\frac{1}{4}$ de tasse de mozzarella, le parmesan et l'œuf dans un petit bol. Remuer jusqu'à homogénéité. Mettre de côté.

b) Étaler une fine couche de sauce marinara dans le plat allant au four. Sur la sauce, superposer la moitié des gnocchis et des épinards. En utilisant la moitié du mélange de ricotta, déposer de petites cuillerées sur les épinards. Recouvrir d'une autre fine couche de sauce. Répétez l'opération en terminant par la sauce. Saupoudrer du $\frac{1}{4}$ de tasse de mozzarella restant.

c) Cuire au four pendant 40 minutes ou jusqu'à ce que le dessus bouillonne et que le fromage soit légèrement doré. Laisser reposer 15 minutes avant de servir.

97. Filet Mignon à la Moutarde

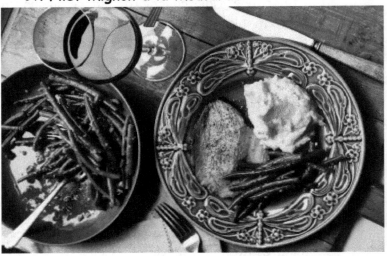

- 1½ livre de petites pommes de terre rouges, coupées en deux
- ½ cuillère à café de sel
- 4 steaks de filet de bœuf désossés
- 3/4 cuillère à café de poivre noir moulu
- 1 cuillère à soupe + 1 cuillère à café de moutarde en grains
- 3 cuillères à soupe de crème sure allégée
- 1 petite tomate prune, hachée finement
- 2 cuillères à soupe de ciboulette fraîche ciselée
- 1 cuillère à soupe de raifort préparé
- 1 petite échalote émincée

a) Placer les pommes de terre, l'huile et $\frac{1}{4}$ de cuillère à café de sel dans un plat allant au four de 9 "x 9" et mélanger pour enrober. Cuire au four pendant 30 minutes.

b) Saupoudrer les steaks des deux côtés avec le poivre et remaining cuillère à café de sel restant. Placer sur la lèchefrite préparée. Faire griller 2" à 4" de la chaleur pendant 4 à 5 minutes, jusqu'à ce qu'ils soient dorés.

c) Retournez et étalez le dessus avec 1 cuillère à soupe de moutarde. Cuire 3 à 4 minutes.

d) Pendant que les steaks reposent, préparez la sauce en mélangeant la crème sure, la tomate, la ciboulette ou les oignons verts, le raifort, l'échalote et la cuillère à café de moutarde restante dans un petit bol jusqu'à ce que le tout soit bien mélangé.

98. Casserole d'aubergines à la grecque

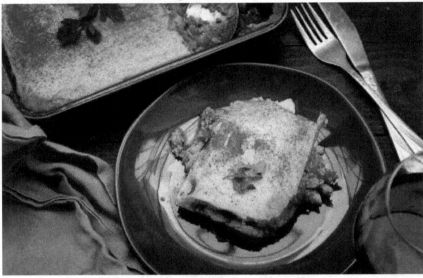

- 1 oignon, haché
- 2 gousses d'ail, hachées
- 3/4 livre de bœuf haché maigre à 97 %
- 1 boîte de tomates en dés sans sel ajouté
- $\frac{1}{4}$ tasse de concentré de tomate
- $\frac{1}{2}$ cuillère à café de cannelle moulue
- $\frac{1}{4}$ cuillère à café de piment de la Jamaïque moulu
- 2 aubergines, pelées et coupées dans le sens de la longueur
- 2 tasses de lait 1%
- 3 cuillères à soupe de fécule de maïs
- $\frac{1}{2}$ tasse de fromage romano râpé

a) Chauffer une grande poêle enduite d'un enduit à cuisson à feu moyen-élevé. Cuire l'oignon et l'ail pendant 3 minutes, ou jusqu'à ce que l'oignon commence à ramollir. Ajouter le bœuf et cuire 5 à 7 minutes. Incorporer les tomates, la pâte de tomate, la cannelle et le piment de la Jamaïque. Porter à ébullition.

b) Placer la moitié des aubergines sur la plaque à pâtisserie préparée et badigeonner avec 3 cuillères à soupe d'huile. Griller

c) Mélanger le lait et la fécule de maïs dans une petite casserole. Porter à ébullition et incorporer le fromage.

d) Disposez la moitié des aubergines dans le plat allant au four, puis la moitié de la sauce à la viande. Répéter. Étaler la sauce au fromage sur le dessus. Faire griller pendant 3 minutes.

99. Porc aux cinq épices et pacanes

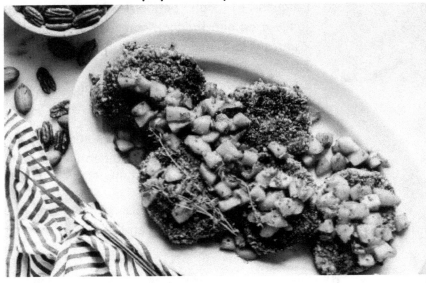

- 1 livre de filet de porc, coupé en deux
- 2 cuillères à café de poudre de cinq-épices
- $\frac{1}{4}$ cuillère à café de sel
- 2 cuillères à café de margarine sans trans
- 3 grosses pommes Granny Smith
- $\frac{1}{2}$ tasse de canneberges séchées

a) Frottez la poudre d'épices et $\frac{1}{4}$ de cuillère à café de sel sur tous les côtés de chaque morceau de filet.

b) Faire fondre 1 cuillère à café de margarine dans une petite poêle antiadhésive à feu moyen-vif. Ajouter la viande et cuire, en la retournant au besoin, pendant environ 4 minutes, ou jusqu'à ce qu'elle soit dorée de tous les côtés. Couvrir et poursuivre la cuisson en retournant de temps en temps pendant environ 12 minutes

c) Pendant ce temps, mélanger les pommes, les canneberges, la cuillère à thé de margarine restante, les pacanes, l'eau et la pincée de sel restante dans une poêle à fond épais à feu moyen-vif.

d) Cuire en secouant la poêle de temps en temps jusqu'à ce que le liquide se soit presque évaporé et que les pommes ramollissent. Servir avec les médaillons de porc.

100. Côtelettes de porc grillées à l'orange

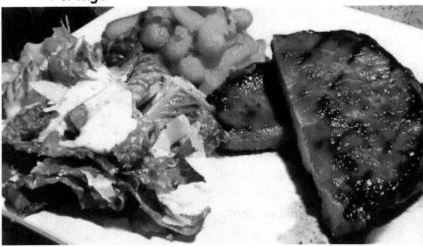

- 2 oranges
- ½ petit oignon rouge, tranché finement
- ½ cuillère à café de poivre noir concassé
- ½ cuillère à café de paprika fumé
- ½ cuillère à café de sel
- 4 côtelettes de porc désossées

a) Enduire une grille ou une grille dans une lèchefrite d'un enduit à cuisson. Préchauffer le gril ou le gril.

b) Coupez le zeste et la peau blanche des oranges. En tenant les oranges au-dessus d'un bol moyen pour récupérer le jus, coupez entre les membranes pour libérer les segments, leur permettant de tomber dans le bol. Pressez les membranes pour libérer les jus dans le bol. Ajouter les olives, l'oignon et le poivre dans le bol. Mélanger pour combiner.

c) Mélanger le paprika et le sel dans un petit bol. Frotter sur les deux côtés des côtelettes. Griller ou griller, en retournant une fois, pendant 6 à 10 minutes, ou jusqu'à ce qu'un thermomètre inséré au centre d'une côtelette indique 155°F. Servir les côtelettes nappées du mélange d'oranges.

CONCLUSION

Des études suggèrent qu'un régime pauvre en protéines peut également apporter certains avantages aux personnes sans problèmes rénaux. Les études montrent que chez les adultes d'âge moyen (mais pas plus âgés), la restriction de l'apport en protéines peut réduire le risque de :

- cancer
- Diabète
- cardiopathie

D'autres recherches indiquent qu'un régime pauvre en protéines et riche en glucides peut aider à protéger la santé du cerveau et à réduire le déclin cognitif.

Les auteurs d'un rapport d'étude de 2015 déclarent qu'un régime pauvre en protéines et riche en glucides peut être tout aussi efficace pour augmenter la durée de vie d'une personne que suivre un régime hypocalorique, peut-être en raison de ses bienfaits pour la santé cardiaque et la digestion.